これは、2019年1月より12月まで一年間、
東京・水道橋のオルタナティブスペース「路地と人」で
開かれたワークショップの記録です。

「体操をつくる」

指　導　川崎智子（と整体）
記　録　鶴崎いづみ（観察と編集）
会　場　路地と人
東京都千代田区神田三崎町2-15-9 木暮ビル2階

「体の気になるところや悩みを持ってきてください。
それをもとに、体操をつくって、動かしていきましょう。」

もくじ

1月18日

E「目がいつもショボショボしていてすぐ寝たくなってしまいます。予定がないと永遠に寝続けてしまって、スッと起きれません。」

起きられない、逆に眠れない、こういう睡眠の問題は骨盤の開閉と関係があります。眠っちゃう人は骨盤が開きやすくて、戻りにくい人が多いです。こういう場合は骨盤を更に広げてあげることが大事です。朝スッキリする方法をやってみましょう。

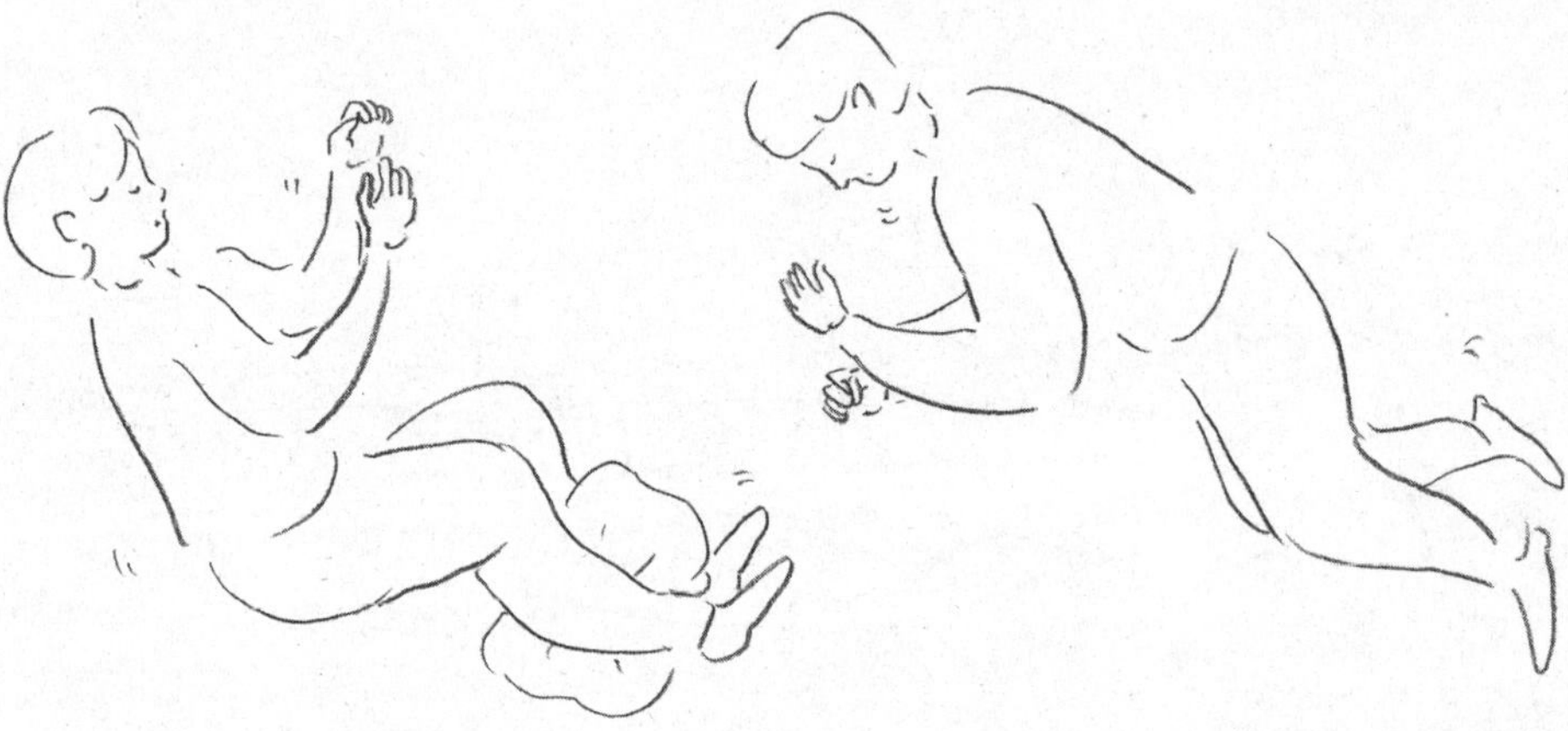

★眠りの体操 1

まずは右を下に横になり、目を閉じる。首が楽になるようにして、足も楽になるよう動かす。ゆっくり起き上がって、今度は左を下にして首と足が楽なところを探す。どちらか楽だった方を下にして横になる。自分が下にした方が神経が落ち着く側。

※大事な点は、寝姿をちょっと意識的に工夫すること。からだ自体をしっかりと休ませる状態をつくれば眠れるようになる。三十秒から一分くらい、こうやって横になるだけで眠りの導入になる。

★眠りの体操 2

横になった状態で10から1まで数えたら0で起き上がる。これは数で自分の体を調整する方法。寝るときは0から10で寝て、起きるときは10から0で起き上がる。

O「右の腰が硬いです。歩き方がベタベタしたり、立ったときに右の足が開いているのが気になっています。」

普段はマッサージの仕事やタヒチアンダンスをされているということでしたが、体を使うことに面白さを感じる方は実感が大事です。そのときに大切なのは、まずは自分の体を整えることです。自分の体が整ってないと、相手の体の位置がわからない。形はあまり気にしなくていいけれど、不具合のようなものがあれば、自分の体で試していくうちに体が覚えてくれます。自分の体に意識を集める、というふうにやって頂くんですね。これがいま自分の身体をみる方法としていいんじゃないかなと思います。右と左とか、そういうバランスではなくて、あくまで自分に優しくする体操です。

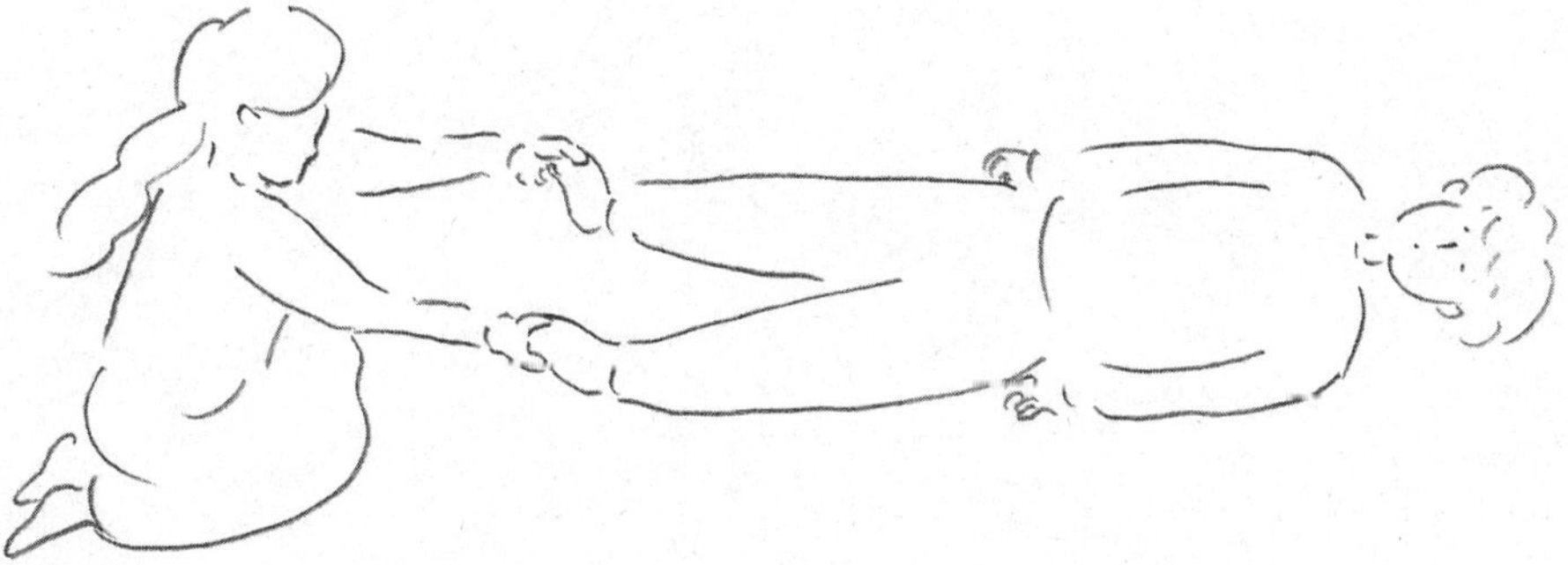

★優しい体操1

二人一組になり一人は仰向けに寝て、もう一人はその人を柔らかくするために、どこでもいいので一カ所だけ柔らかく触れて、離れる。寝てる人は目を閉じて、触れられた感覚を覚えておく。これをお互いにおこなう。相手が硬いと思うと自分が硬くなるので、自分は柔らかくある、と思いながら触れてあげる。

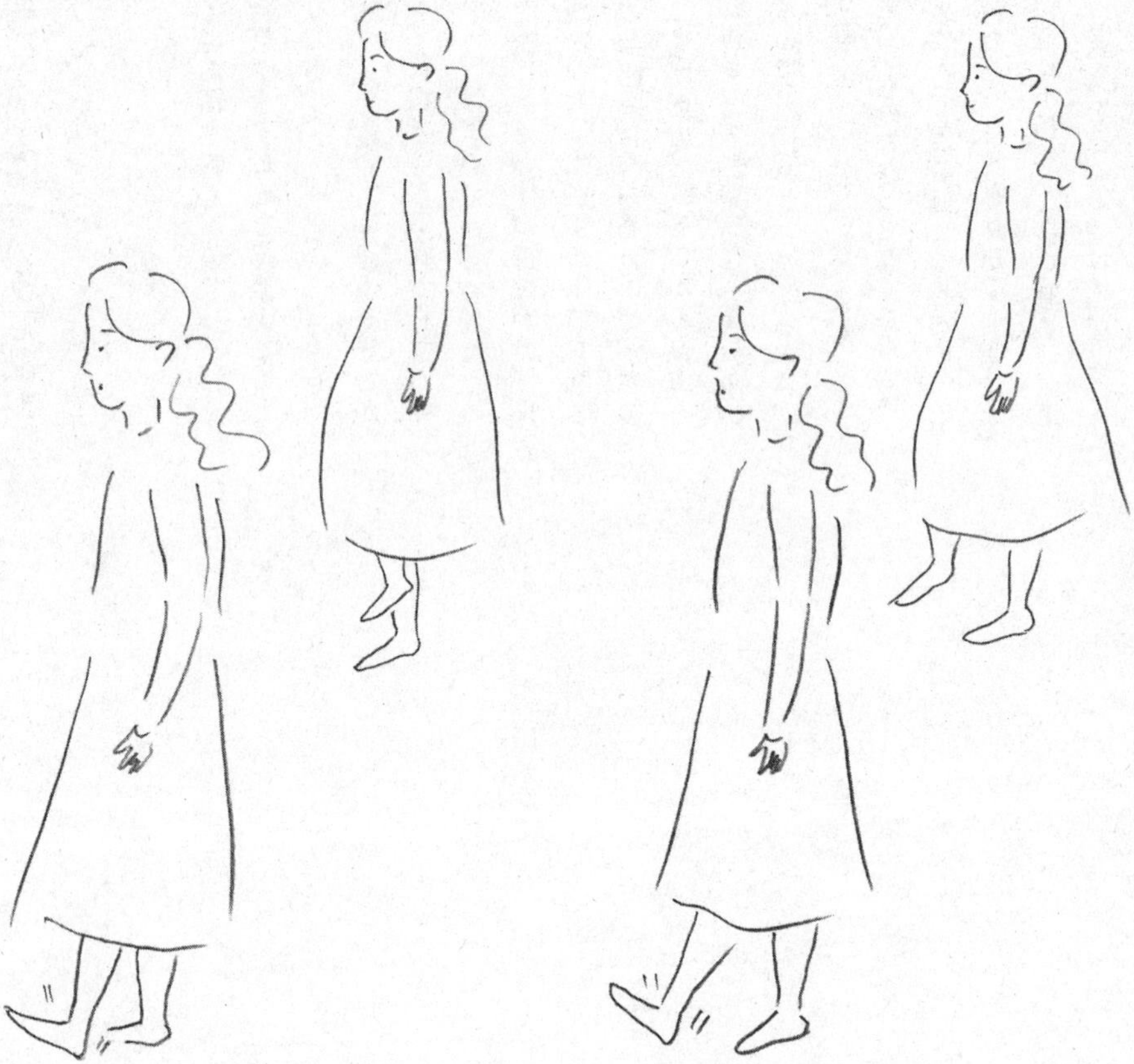

★優しい体操 2

立った状態で、右足、左足と交互にかかとを三回叩く。しっかりと打ちつけることが大事。三回、三回、三回、三回をずっと繰り返していると、少しずつ腸骨の可動性がよくなってくる。右左どっちが弱いか、そうやって確認する。体が辛いときはリズムで変えてあげる。

Y「背筋を伸ばしたいんです。常に曲がってるっていう意識があって、気になっちゃうんです。」

まずYさんは左利きなので、右利きの人と発想が違うことを認識することがとても大事です。曲がっているんじゃないかな、という発想がなぜ出てくるかというと、右利きの人は右の骨盤が開きやすいのに対して、左利きの人は左の骨盤が内転しやすい体の特徴があります。左利きの人は生活する上で右利きの運動の仕組みに合わせた上で、左の考え方で受け止めて、そこから方法を変えて右利きの運動に合わせる体の使い方をするので、一個のことをするのに三回運動が体に入っていると思えば、まっすぐっていうものも疑ってみてください。

左利きの場合、重心側になる右の方が体が硬いので、右側を動かすと楽になります。特に小指をよく引っ張る、これが体がバランスをとるときに大事です。

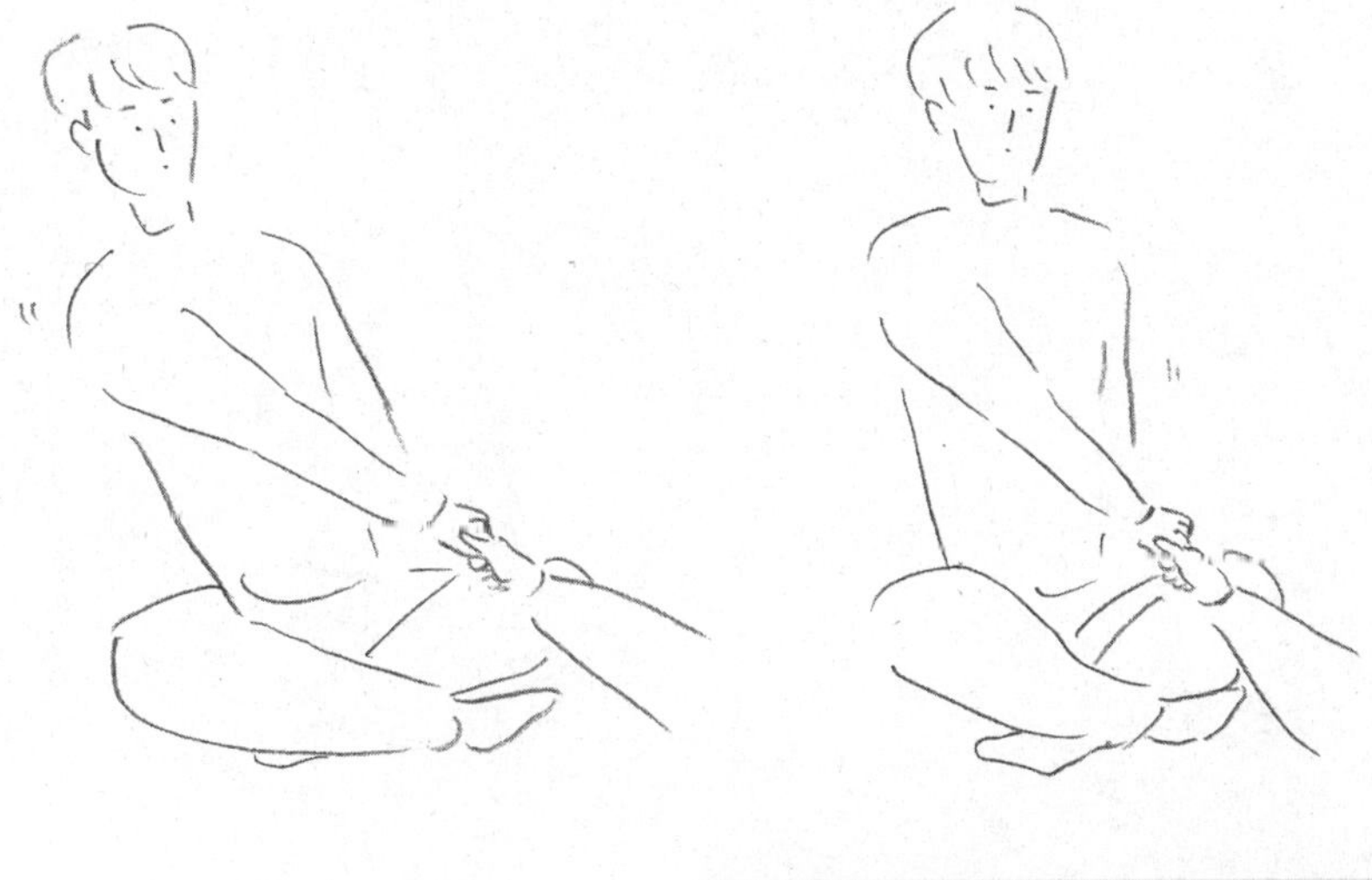

★左利きの体操

自分で引っ張ってもよいが、誰かに引っ張ってもらう場合、右手の小指を引っ張ってもらって少し後ろに重心をかけて小指に力を集める。それからもっと引っ張って肩に集める。あごを引くこと。

息を吐きながらゆっくり戻す。手を離すと息がすーっと入る。これだけで左手がぎこちなく動く運動が解除される。（小指はけっこう引っ張っても大丈夫。）

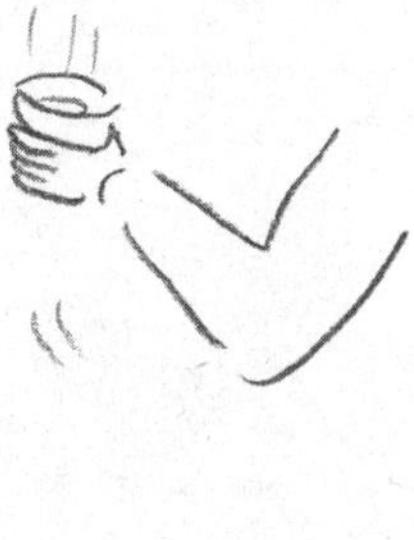

お茶を飲む手がスムーズに！

触れるはなし

E　夫なんですけど、よく肩が凝ってとか色々言ってて、マッサージしてみようかなって思うんですけど、男の人ってバリアがないですか？　スッといける方法はありますかね？

川崎　そうですね。男性と女性では、女性はあっというまに感受性が完成しちゃうんです。なぜなら子供を育てる必要があるから気が通りやすくできてるんですね。だけど男性は逆で、気が通ってはいけない体なんです。つまり争ったり、動物的なものを持っていないと、命が守れない。そういう攻撃性も体として鍛えるようにできあがってるから、鈍くつくってあるんですね。

じゃあ、この鈍いところをどうするかなんだけれども、とにかく言葉なんです。男性は体は鈍いけれども、言葉にとっても敏感にできています。それで言うと、女性はほんとに言葉の使い方を知らないですね。なぜなら触っただけでわかっちゃうから、使う必要がない。だから言葉の使い方まで意識が行き届かない。でも男性はある方法で言われると、スウッとおこなえる。言い方でわかるっていう体をしてます。考えたらわかる体になってる、そういう仕組みになってますから、よくあるのは女性が男性に何か言うときに、子供の延長で人を使ってしまうっていうのがありますから、「ちょっと牛乳買ってきて」って、こういう言い方をしてしまいます。つまり、命令とお願いの区別がつかない。だからご主人の体に触れるときは、肩に触れさせてもらってもよろしいでしょうか？　ここまで言わないと男性は触らせてくれません。だけどそんなふうに、あ、そこまで言わなきゃなんないのかって女の人は思っちゃうんです。だけど男性にとって触れるっていうのは、ものすごく体の緊張を伴うことなんだから、そういう言い方をしないといけない。

これのもう一つのテクニックとして女性たちが磨いてるのは、「あ、肩に埃が〜」。もうこれだけで男の子は「結婚してください」って言っちゃうわけです。女性はとっても上手いんです。でも正式に頼む場合は、病院とかでも「ちょっと血圧測りますけど、いいですか〜？」って声かけてくれるでしょ？　あんなふうにお願いをしてもらえれば、いいですよって言えるので、体に触れるときはそうやって触れてあげてください。だから、もうこれだけわかんない。身近にいる男性に対しては、命令になっちゃうんです。「ちょっと牛乳買ってきて」。で、牛乳買ってきたら、「なんで牛乳しか買わないの」って言う。でもほんと、これが女性がやってることです。一個言ったのを三つくらい勘を働かせて持ってきなさいよ、それぐらいに女性っていうのは、生きる力が強い、欲求が強い、そんな体をしてます。男性は言われたことしかわかりませんから、こんなふうにコミュニケーションを触れることから学んでいく、触れ方から学んでいく、声の掛け方から気を通していく、自分で自分を動かしていく。何で動かすか、自分の言葉で自分を動かす。これがまあ、いちばん整いやすい方法です。

2月15日

N「最近腰からおしりにかけて、時々ピキーンと痛いときがあって、嫌な感じです。」

ピキーンと痛いっていう表現がピッタリくるのは神経痛で、もうひとつは、ぎっくり腰です。大事な点は、ぎっくり腰になるためのことをしないと、ぎっくり腰にはなれないということです。半年嫌だなってことを続ければ、毎日小骨のようにチクチク嫌だな、嫌だなと考え続ければ、大体はぎっくり腰になれます。治すために一番いいのは寝てることです。どこにも行かないでお手洗いも這っていって、四十日間横になって、私がしたことは嫌だったんだと実感すれば、大体は治ります。これがぎっくり腰の仕組みです。だからぎっくり腰になりたければ四十日間休めるように仕事をするか、そうでなければ、ぎっくり予防の体操をやってみましょう。

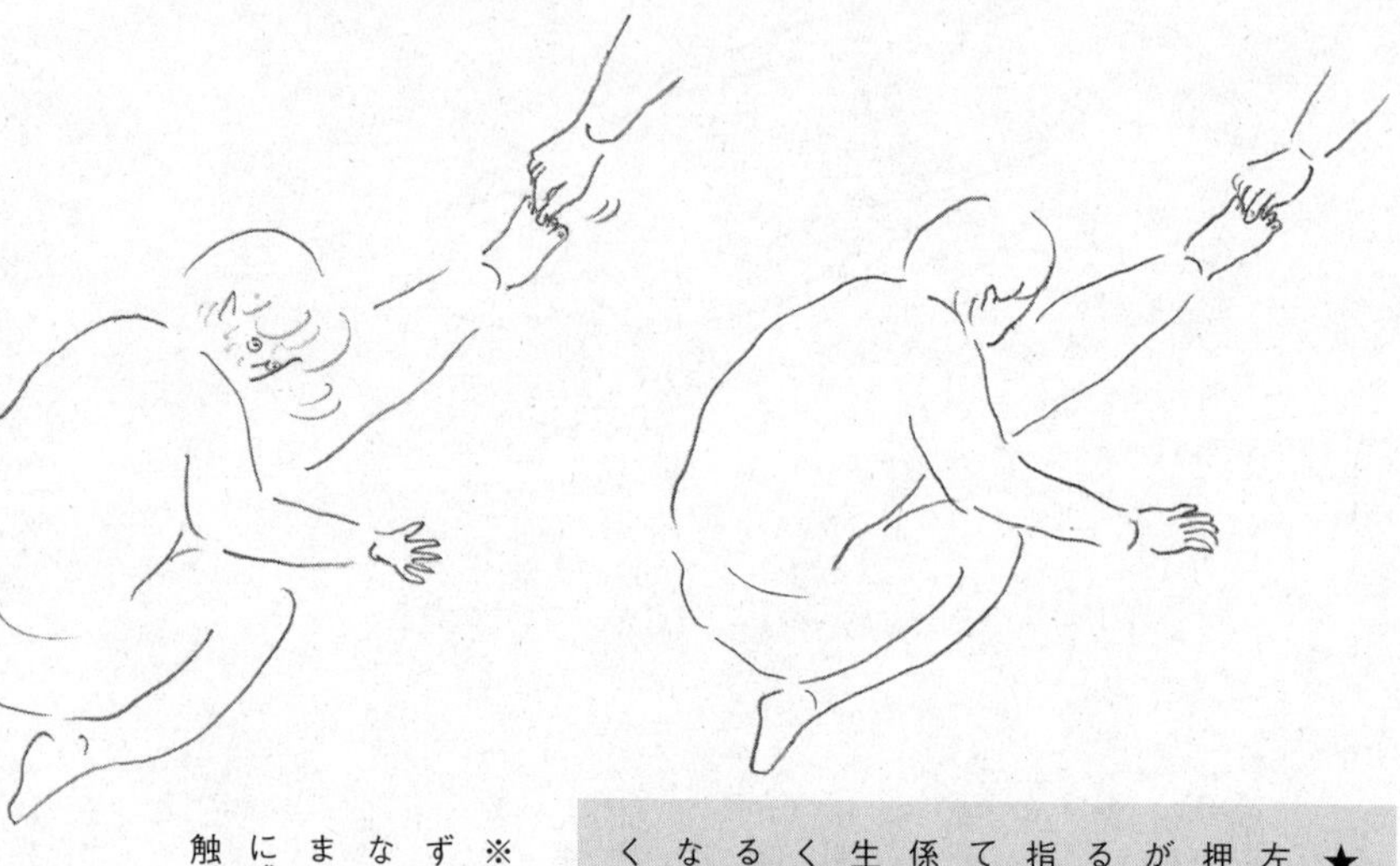

★ぎっくり予防体操

左足中指の第一関節をしっかりと押さえて、ねじる。そのときに曲がる首の角度の分だけ疲労がある。

指一つ一つも色んなことを考えていて、中指は手も足も、神経と関係があるので、ここをとにかく一生懸命マッサージしておく。ぎっくりになる人は緊張感を持っている人が多いが、揉むことで我慢しなくていいよ〜というふうになってくる。

※Nさんの疲労は見たいものをずっと見ているような疲労で、嫌なところさえ見てしまって吐き気までいってしまう。こういうふうに感受性がみんな違うため、指の触り方も人によって違ってくる。

T「ちっちゃくなっちゃう体をどうにかしたいです。気がつくと力が入っちゃってて、胸のあたりにちょっと息が詰まった感じがあります。」

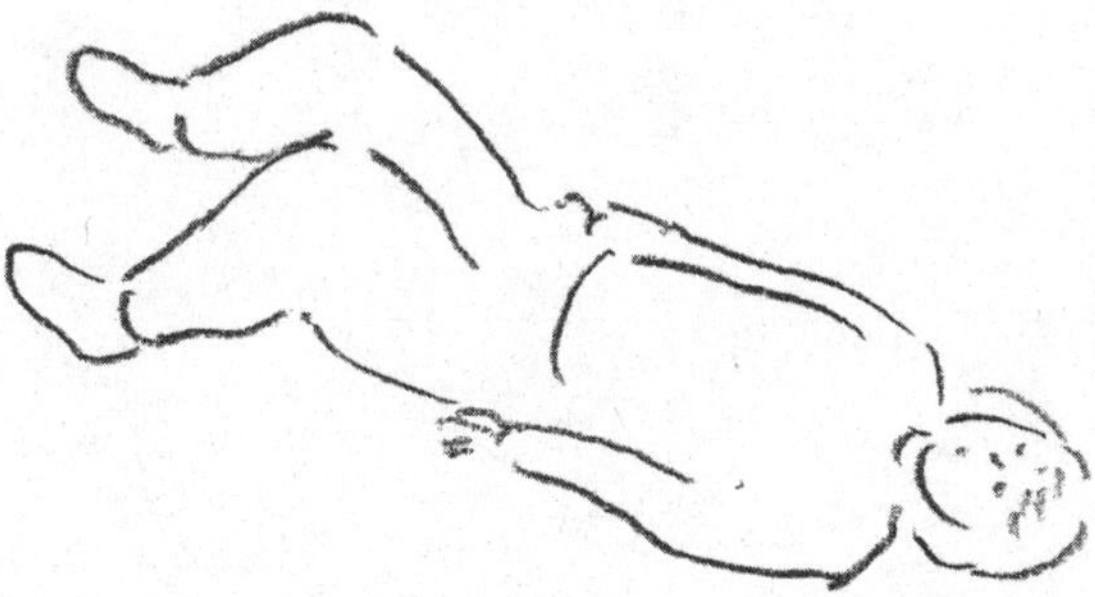

本当にいま力がグウッと集まって抜けない人が増えてる。そういう人は本当は活発に歩ける人で、歩けない状態にしてると丸まってきます。猫背が顕著に出るのは一生のうちで二回あって、まず学生、それからおじいちゃんおばあちゃん。つまり一方は年をとって硬くなって、一方は何かを控えてる場合です。学生のときは自分の中にいろんな葛藤があったり、あと音楽とか文系といわれる世界へいく人たちは発散が内側にいく。だからこうなってる。

肩の力を抜くには、なかなか腕だけでは抜けなくて、足で抜くっていうのが大事なんです。両膝下が腰椎の五番という骨と関係があって、これが腕の運動と関係があります。何かしようとすると力が入っちゃう運動を持つ人っていうのは、表には出さないけど、いつかこうしてやる……！　とメラメラしていて、それが熱い思いであればあるほどすぐ自信がなくなっちゃうんです。だから、もうそれは十分やれてますよ、って言ってあげる

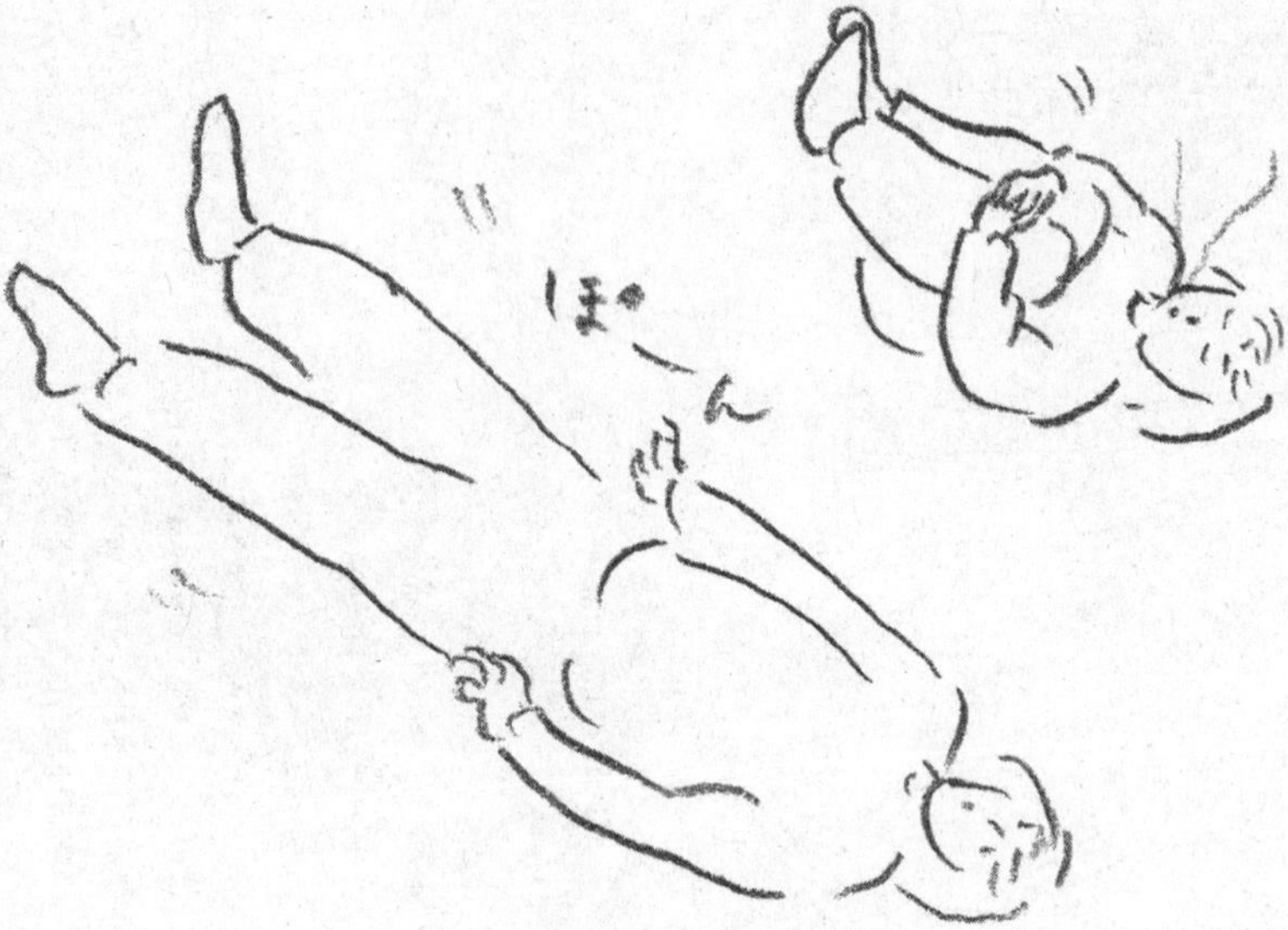

ようにすれば少し広がってくると思います。この運動からそういう気持ちになるだけで、人格でそうなるんじゃないっていうのが整体の見方です。

★肩の力を抜く体操

横になって腰幅に膝を立てると、腹式呼吸になって肺が広がってくる。目を閉じて視覚をお休みする。膝を抱えて、息を吸いながらもっと抱えて、できるだけ胸に寄せてあげる。吸って吸って、ポーンと足を離す。もう一回繰り返す。終わったら数を数える。1、2、3、4……はい、起き上がりましょう。

Y「右の股関節が痛いんです。足の筋肉が追いついてないくらいすっごい速く歩くんですけど、せっかちで、その歩き方がやめられないんです。」

せっかちなのと痛みが関係あるのかなあと。では、自分がせっかちかどうかがわかるっていう、そういう体操をやってみましょう。

①

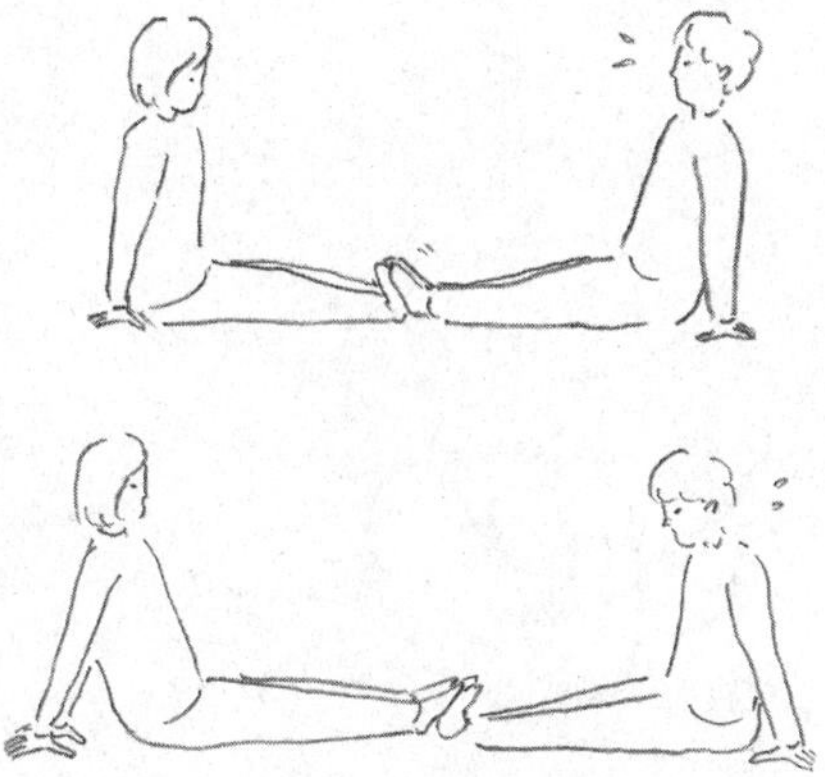

②

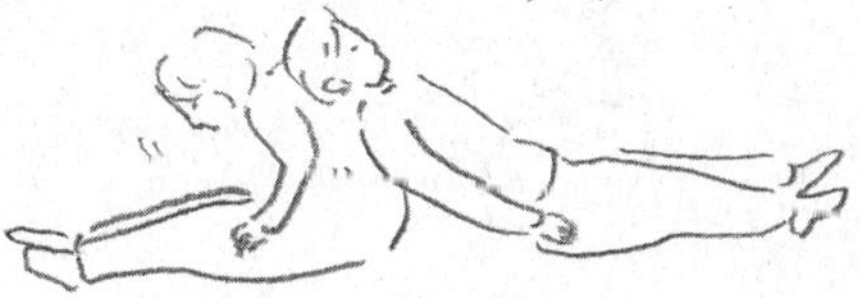

★距離感体操

①二人向かい合わせに両足の裏をくっつけて、相手を向こうに押し出すつもりで思い切りグーッと押す。「離すよ」と声をかけて、ポンと足を離す。お互いにおこなう。

②今度は背中合わせに足を出して座り、相手に「もたれかかります」と言ってから思いっきりもたれかかる。「戻ります」と言ってから戻る。お互いにおこなう。

Yさんはあまり押せなかったということでしたが、押すための工夫を一生懸命する人達が本当のせっかちで、言われたら直せばいいかくらいに思ってて、あんまり気にしてないんです。相手に申し訳ないなっていう考え方がもう、せっかちではないです。つまり速度感が違う人に対してどう接していいかわからない緊張感で体の疲労がある。そういう場合は今みたいにもたれかかって距離感を覚える練習をやってみてください。きちんと手順通りにやりたいっていうのは几帳面でいいます。そこを少し緩めてあげると頑張りすぎないで済むかなあと思います。食べるのが早いとかめくるのが早いとか（笑）それは単に気が短いだけです。ほんと言葉は難しいです。

股関節がもともと柔らかい方の場合は痛みが出やすいんです。そういう場合はできるだけ足首を柔らかくすれば股関節も柔らかくなります。足首を折ったということでしたが、折れた後は丈夫になるだけです。

○「頭が痛いっていうのがずっと続いてます。」

頭痛には目の疲労で痛い場合とか、血圧変動で痛い場合とか、色々種類があって、どの部分かという訴えが具体的になればなるほどポイントは違うところにあるし、気がついたら痛いのか、それとも継続して痛くなるのかでも違います。継続的に痛いということであれば、それ自体をちょっと変えてみましょう。痛かった、ってことにするんです。

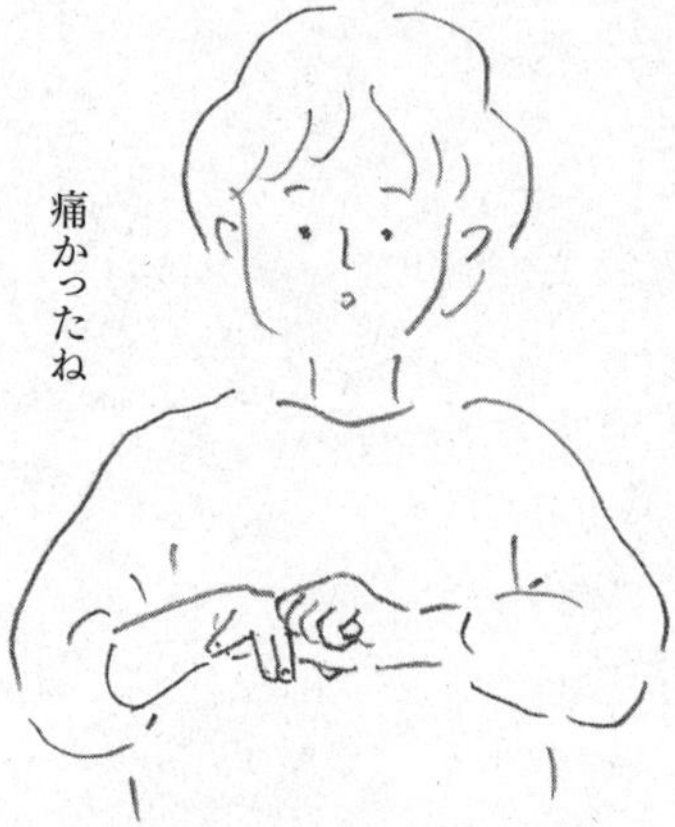

★終わらせる体操 1

右手をよく動かす。右手が体の中の痛いところを知っているので、どの指なのか、左手に探してもらう。親指、痛いですか、と聞く。人差し指、この指ですか、と聞く。五本続けて、右側が左側に触れられて一番しっくりくる指が頭が痛いときに引っ張ればいい指。痛かったね、と言って、とにかく付け根から思い切り引っ張ってあげること。

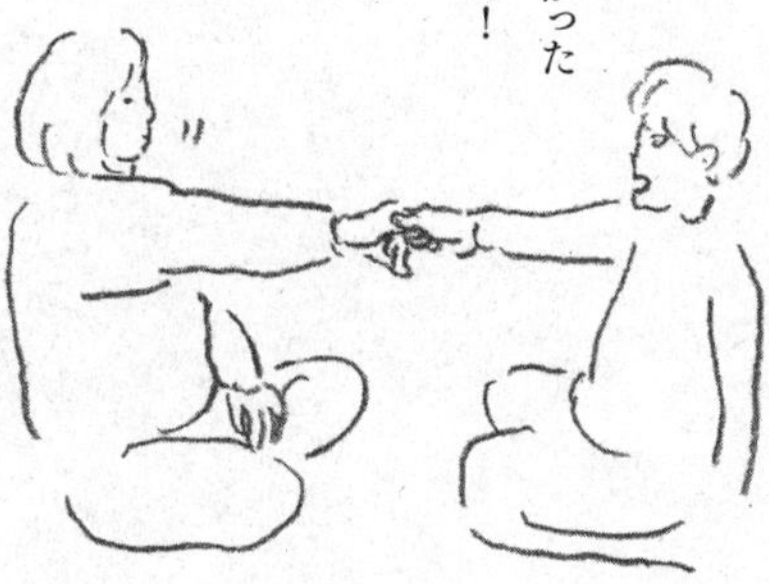

★終わらせる体操 2

二人で協力して引っ張り合う場合、引っ張る人は「痛かったねえ！」と言って引っ張り、「戻すよ」と声をかけて体勢を戻す。こうすると、痛かったところに届いて、息が入って呼吸も変わる。藁をもつかむ思いでもやってみると違う運動になる。

3月15日

T「会社でも家でもパソコンの前に座って仕事をしてて、どこで立っていいのかわからなくなります。ふんぞり返って座ってるので、おしりの骨が痛いです。」

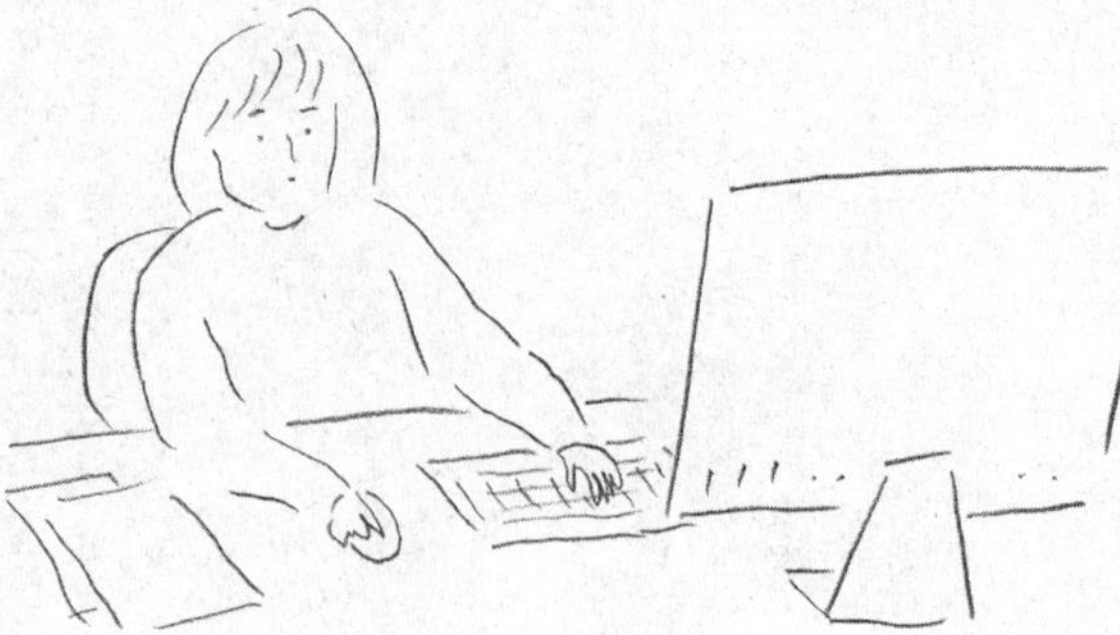

会社でも家でもパソコンをやっていて、その上スマホをみなさん持ってるので、もう本当に目の疲労を超えてて動体視力が働かなくなって、サーッと眺めるくらいしか運動をしない目になっちゃってます。頭から上の部分と下の部分で運動の分離が起き始めてる。パソコンをいくらでもやっていられる体癖《たいへき》の人もいて、パソコンはそういう人がつくったものなんです。一番辛いのは元々じっとしていられない人。その次は女性に多くて、消化器系統が働く方々も、とっても辛いです。とても目がいい人が多いので、画面を見ることに飽きちゃって、食べちゃう（笑）これによる肝臓負担がとっても大きい。まずは自分がものをどういうふうに見るか、今から観察してもらいます。

★動かす体操 1

目を閉じる。目の前に一匹のネズミがいることを想像する。何か持っていて、それを持ったままこっちにやってくる。目の前で止まった。目を開けて、そのネズミは何を持っていたか、どういう状態だったか、説明してください。

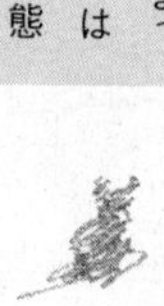

みなさん食べ物を持っているということでしたが、目が合った人と逃げていった人がいました。ねずみはとっても速い生き物で、それを追いかける目線があります。その状態を想像するだけで体はいつでも運動が起きていて、ちょっと疲れがとれるんです。もうパソコンの速度についていけてない自分がいるわけで、パソコンの仕事と自分の速度を観察することが大事です。仕事内容も想像の余地があるものと、言われたものをこなしていく仕事では全くパソコンの使い方が違います。それから動体視力、動くものを追いかける力の問題がありますね。

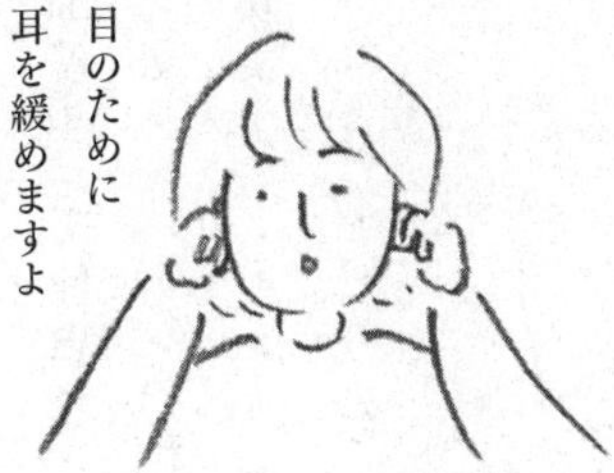

★動かす体操２

耳をさわる。「目のために耳を緩めますよ」と、まず体に言ってあげる。息を吐きながら、上の付け根のところをできるだけギュッと揉んで、上に引っ張って、パッと離す。次に目を閉じておこなう。三度目は息を吸いながらおこなう。

耳を刺激すると、黒目の奥のところが痛さでキュッと縮む。痛いところを探すこと。息を吸いながらおこなうと痛くて、吐くと緩む。これが目のピントを合わせる方法。

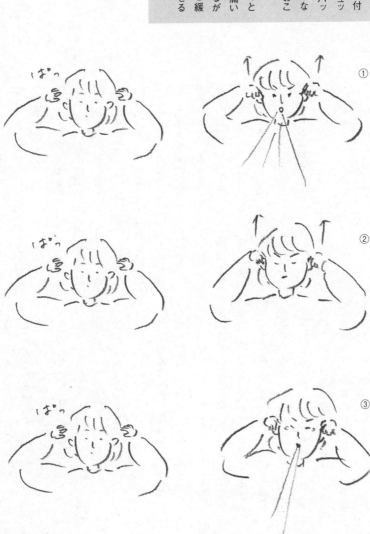

①

②

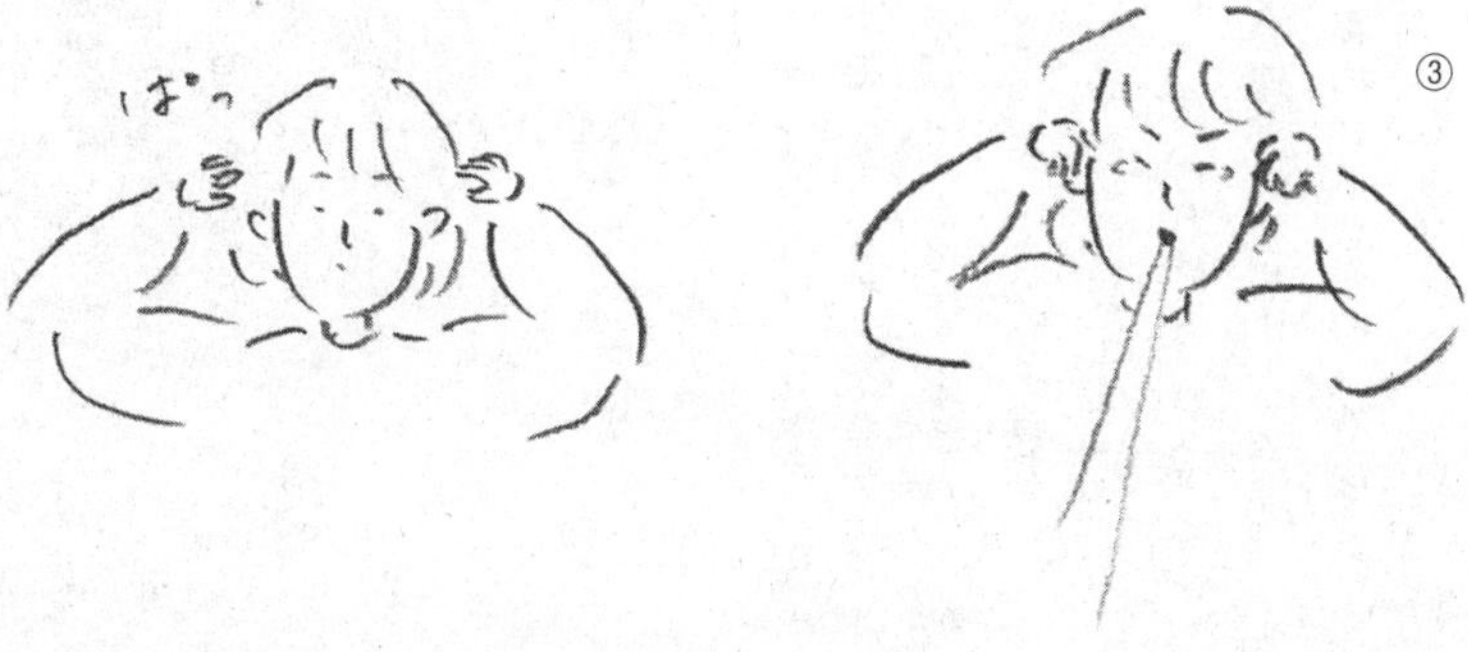

③

もうひとつは、動かしたくなる体にしたいんです。あごを引くときの骨、ここが行動力と関係がある骨です。くたびれると、ふんぞり返ってあごが出てきます。あごを引いてグウッと力を集めると、腰に力がまとまって、下半身を意識して仕事ができることになる。そしたら座っていられないなあ、早く終わらせて、立って歩こうかなあになりますね。

★動かす体操３

あごを引いて人差し指を置く。どんどんあごを引いていって、グウッと体の中に入れてそのまま下を見て腰が張ってくるところでキープ。そこから手を上にあげていってキープ。息を吸ってゆっくり吐く。手を下げながら顔は真正面を向く。あごを引いて歩くとまっすぐ歩ける。

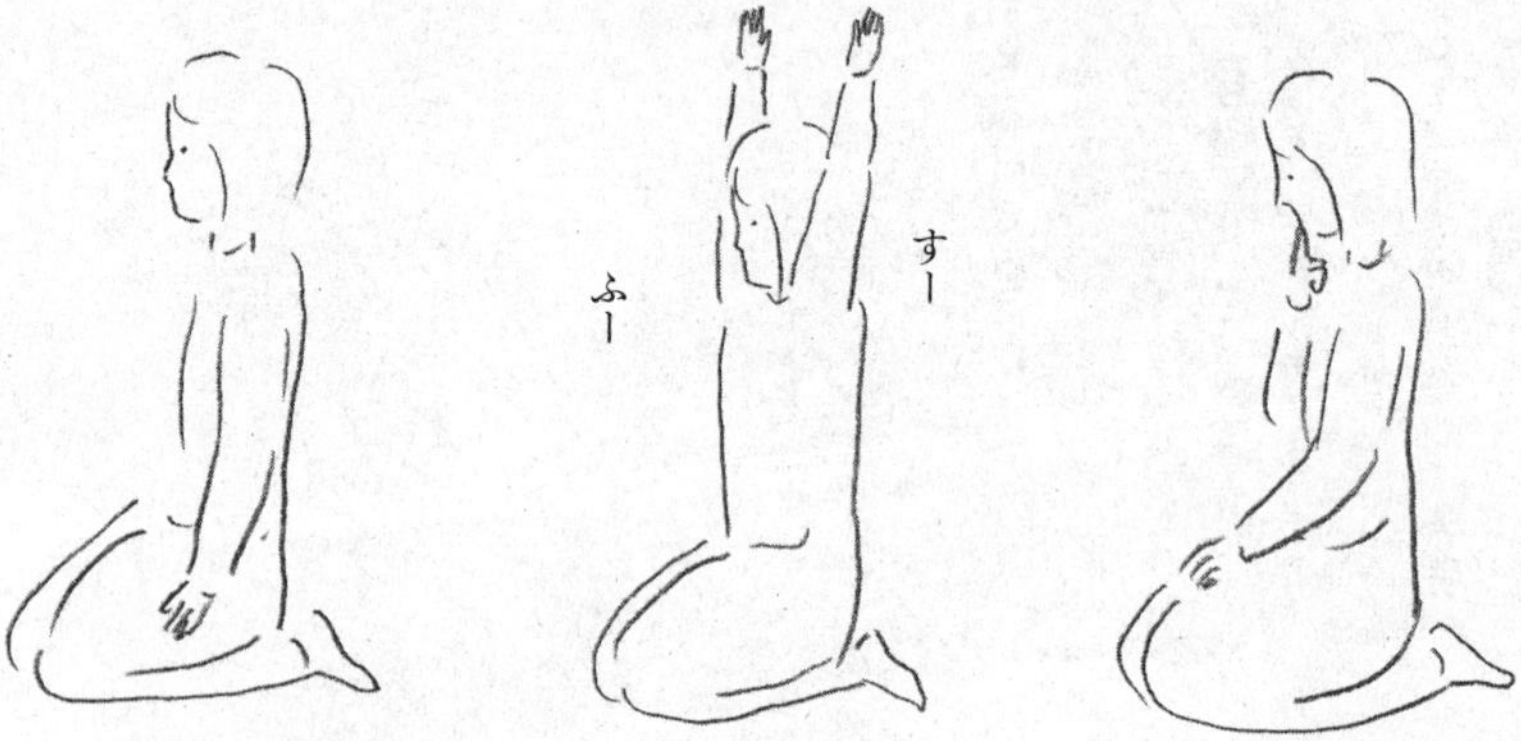

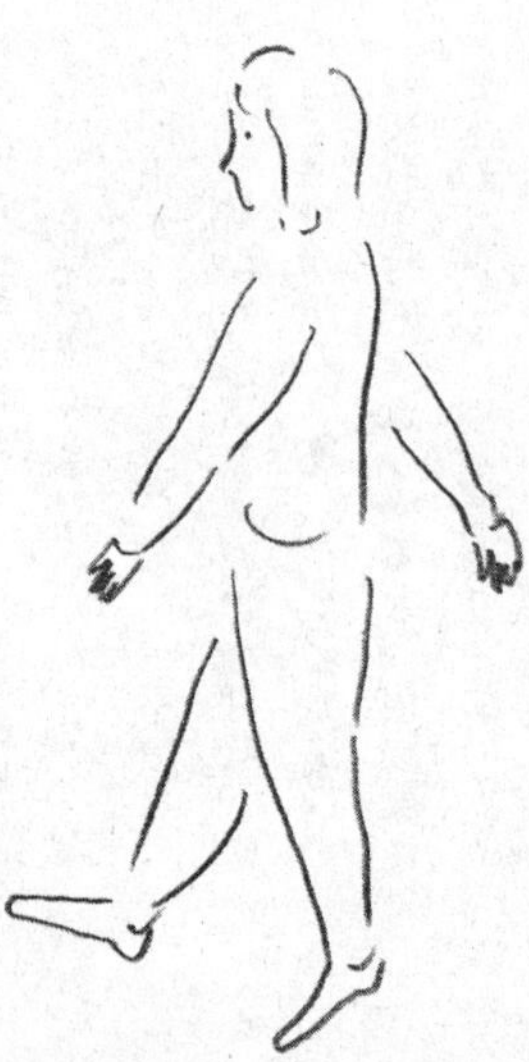

視界がはっきりすると動体視力が上がります。体操を終えて、頭の中のねずみはいま、走っていますか？　ねずみが静かな人は結構からだ全体を使ってます。ねずみが動いてる場合は、まだ運動が足りてない。パソコンをやっても一生懸命からだ全体を使っていたら、必ずお腹が空くはずなんです。そうでなければもう全然目が見えなくなる。そんなふうに思っていただくといいです。

E　「同じところに立って声を出す仕事をしていて、上半身と下半身が分裂してる感じになります。一個に戻したいんだけど、なかなかできません。」

体を別々にとか、ある部分だけ使っていることでの疲労ということですよね。人間の体の中で一番全部の気が集まりやすいのが丹田というところなんですけど、ここに気がグッと集まると、全身を一回で使えるんです。手で何かを持つことと、上半身で持つことと、からだ全体で持つことで体の運動量が違って、お仕事でも何でも全部で使う方が負担がないです。北斗の拳っていう、一突すると相手が爆発する格闘漫画があるんですけど、これはからだ全部の運動をこの一突に集めたっていうことなんですね。できるだけ運動として一回で終わらせることが大事です。からだ全体を一個で使えるように戻す体操です。

★一個にする体操

一人の人がうつ伏せになる。腰の部分に合わせてもう一人が仰向けに寝る。このときに「全身で！」「はい！」と声を掛け合う。のっかって背中で心地がいいところを探す。できるだけ体重を完全にのせる。恥ずかしいと思いながらやる方がいい。脱力して息を吐く。戻る。

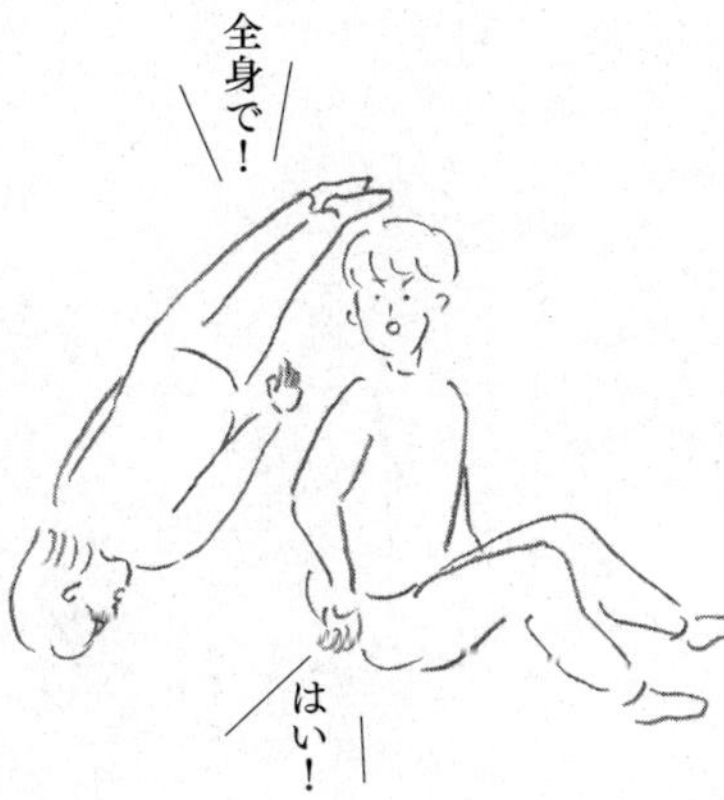

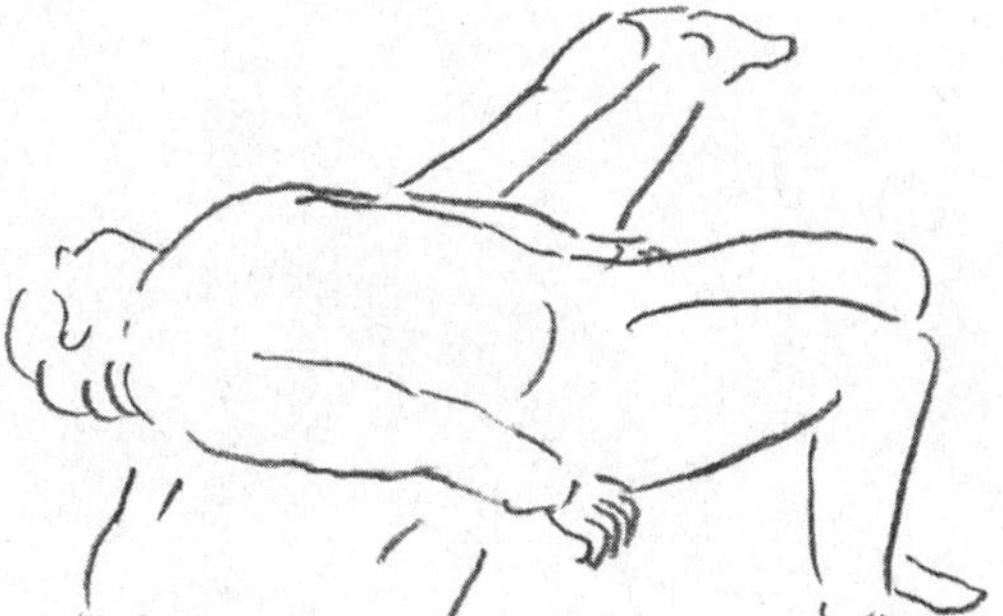

人が人の上に乗って重なるということを一回だけやるだけで、体が全部均一になって全身が使えるようになります。人間同士がくっつくっていうのは平気なことで、背中を意識するだけで呼吸が緩んで全身が緩みます。だから誰でもいいので背中にもたれかかると、信頼関係を体が感じて、体が変わりやすいです。その人の性格とか立場は関係ない。ただのっかるだけで体は柔らかくなります。

N「朝起きたときにすごくむくんでることが多くて、それが嫌なんです。特に手足と顔がむくみます。」

むくみっていうのは、水分をとり過ぎてるって思う人が結構いるんですけど、実際は水分が足りないことの方が多いんです。体を右半分左半分にみるっていう見方があって、例えば柄が半々の猫がいます。細胞分裂で違う二つの細胞がくっついて、一人の人間になってる場合もあるんだって。体は左半分と右半分では性格が違うことがあるので、右手がむくんでるのか、左手がむくんでるのか、こういうことになります。今むくんでいるかどうかがわかる場所がありますから、確認してみましょう。

★むくみをとる体操

足を出して両膝裏に手を入れて目を閉じる。膝裏の触られてる感覚を意識する。ずうっと触っていると、膝裏に手のあったかさが通じる。そのまま足の裏をちょっと感じてみる。右と左、手がしっかりと膝裏にくっついている方がむくんでいるので、そちらの手だけ残して膝を曲げる。反対の手で膝小僧を触って膝裏と挟んであげる。目を閉じてポカーンとする。ゆっくり手を離すと、これだけでむくみがとれる。

膝は骨がむき出しで、冷えやすいんですね。膝小僧はむくみと関係があって、Nさんの全体のむくみにはこれがいいです。

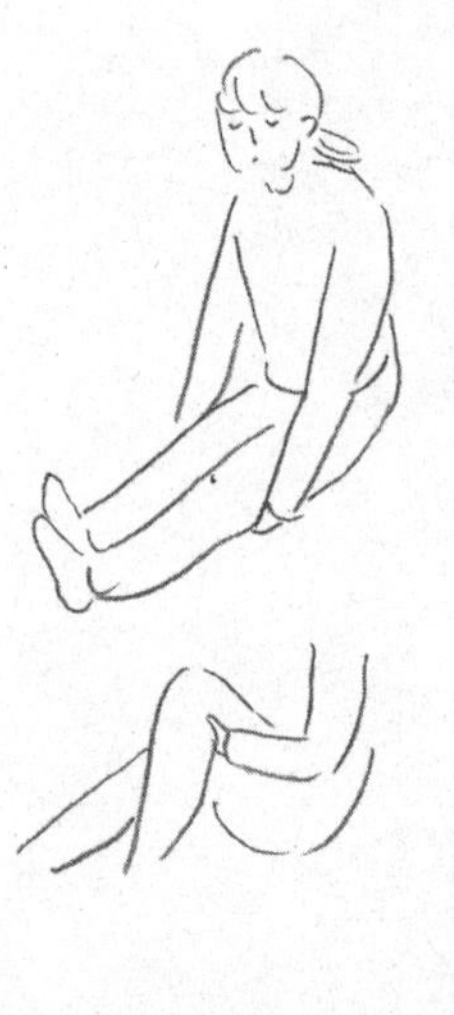

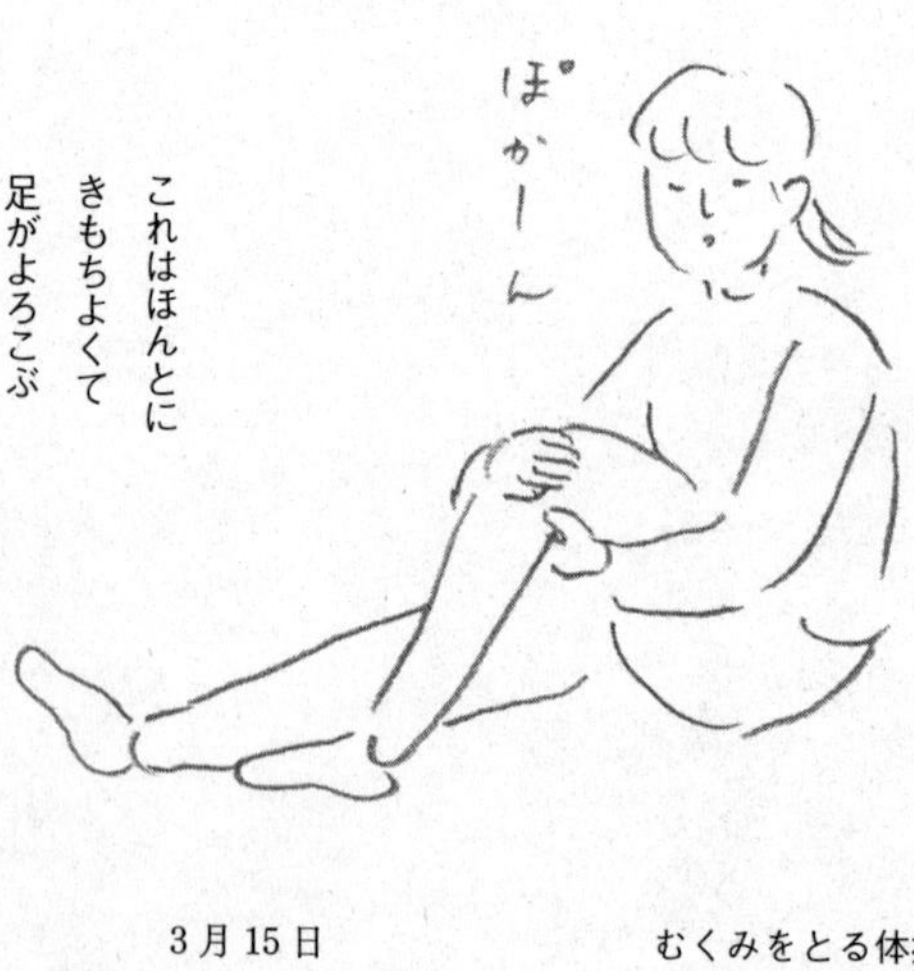
ぽかーん
これはほんとに
きもちよくて
足がよろこぶ

4月19日

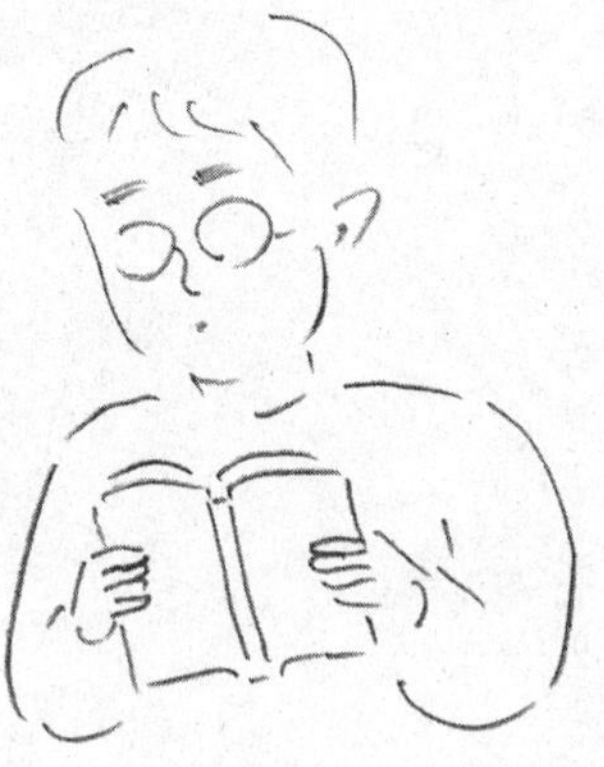

S「なんだろう……本※を読んでその興味で来たんですけど、骨盤が開いたり閉じたりするっていう話が印象的でした。」

※整体にまつわる三年間の対話の記録をまとめた『整体対話読本　ある』（川﨑智子×鶴崎いづみ／土曜社　刊）のこと。

私はみなさんを形とか、そういうものでみてなくて、動きとか運動でみてるんですね。骨盤が開くっていうのはどういうことか、一番簡単なものをやってみましょう。

★骨盤開閉体操　1

①手を合わせて軽く目を閉じる。ゆっくり手を離していく。いま手と手の間に何かあります。もうちょっと離してみる。目を片目ずつ開ける。いま手の中にあるものを教えてください。

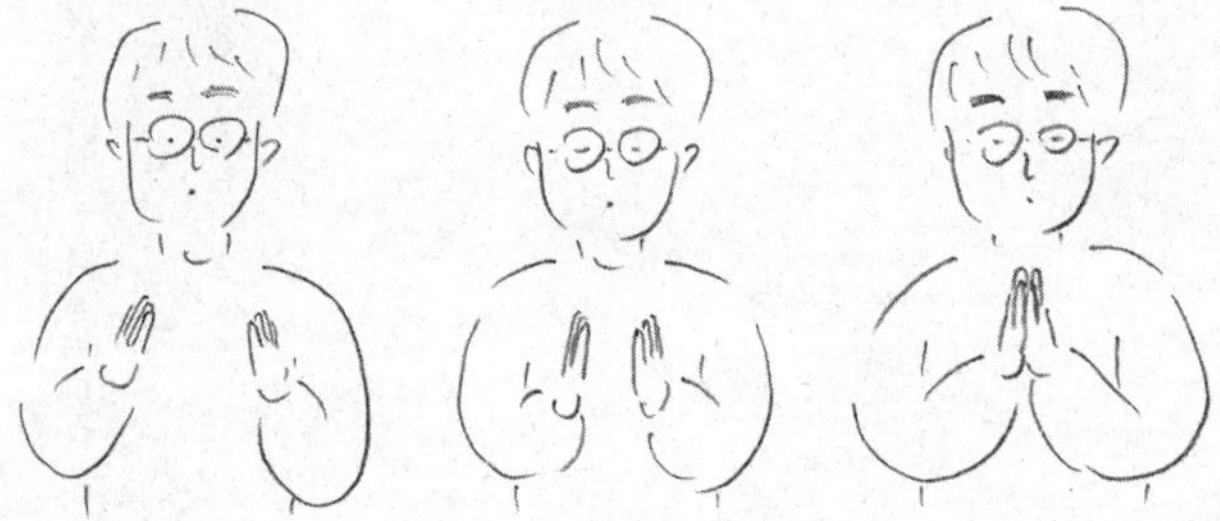

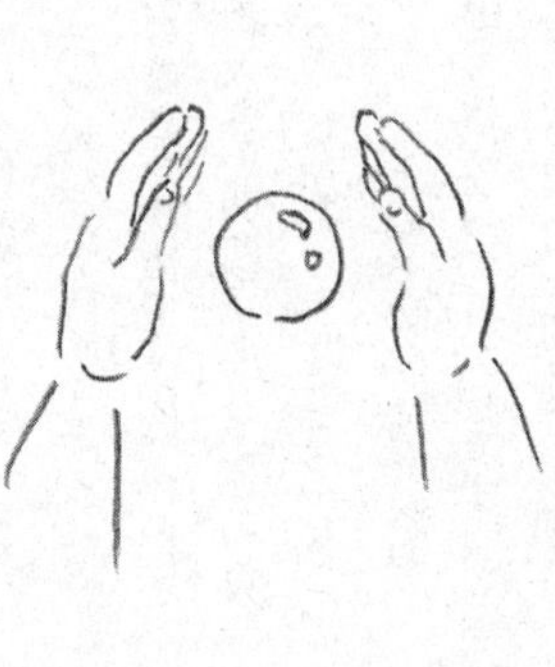

S「器みたいなもの。」

H「シャボン玉。」

T「元気玉みたいなやつ。」

器の人は骨盤が開きやすい。シャボン玉の人はかなり閉じてます。元気玉、閉じてるんだけど開こうとしてますね。みなさんがイメージするものの中にもその人の運動があるんです。こうやって話をしないと運動がつかめませんので、私はできるだけお話をして体をみていきます。じゃあもうちょっと詳しくいきましょう。

②利き手の手のひらをグウッとにぎって目を閉じる。手の中にいま何かある。それを教えてください。

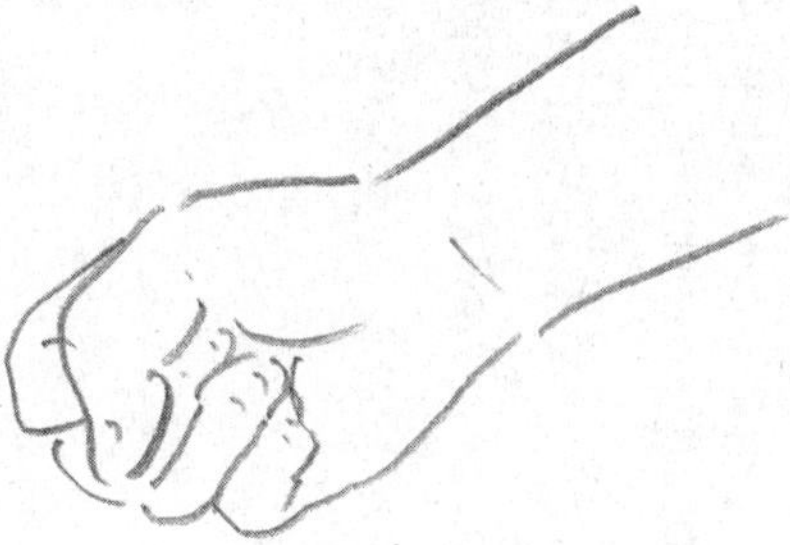

S「植物。」
H「飴。」
T「熱いスライムがブワーッて漏れ出てる。」

③今度は手を開いて目を閉じる。手のひらの上にまた何かある。それを教えてください。

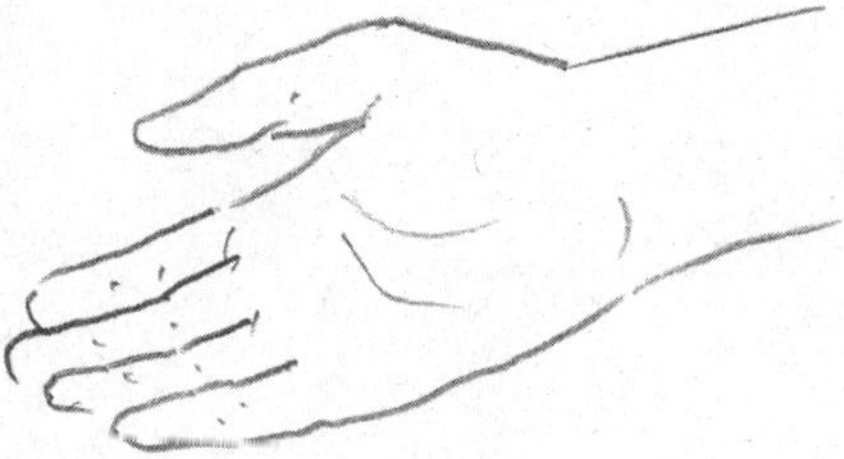

S「ちっちゃい仏像。」
H「花びら。黄色からピンク。数枚。」
T「火の鳥。４０センチくらい。」

④手をにぎったときのもの、手を開いたときのもの、どちらが自分にしっくりきますか?

S「閉じたほう。」
T・H「開いたほう。」

開いた方の人、さっきまで骨盤が閉じてましたけど今だいぶ開き始めています。閉じた方の人、もうだいぶ骨盤が閉まってきた。こうやって考えて運動すると骨盤が動くんです。骨盤というのは常に開閉の運動が起きています。私は人間の体は、頭には本体がないと思っていて、骨盤の中に体の本体の運動がある。これがその人の働きを決めてます。体の中で骨盤が一番大きい開閉があって運動量が大量にある。じゃあどうしてみんなこんなに頭がカーッとなるのかと言えば、やはり運動不足になってるからです。ということで骨盤の開閉を刺激する運動をお伝えします。

★骨盤開閉体操２

〈開く〉　立って足を外に開いてゆっくりしゃがむ。ふくらはぎ、太もも、腰まで張ってきたところでキープ。できるだけゆっくり元に戻る。下腹に手を当て鼻で息を吸ってゆっくり吐く。骨盤が開いてきて、気持ちがだいぶ楽になる。

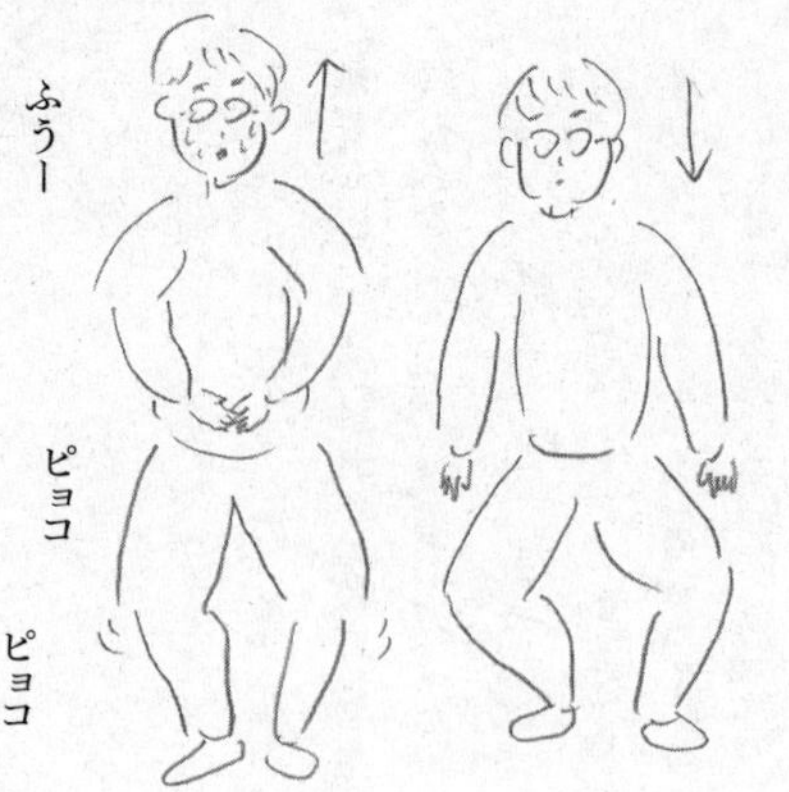

〈閉じる〉　足を内股にする。ゆっくりしゃがんで背中や腰がキュウッとなってきたところで鼻で息を吸う。下腹に手を当てて、ゆっくり息を吐きながらゆっくり戻る。

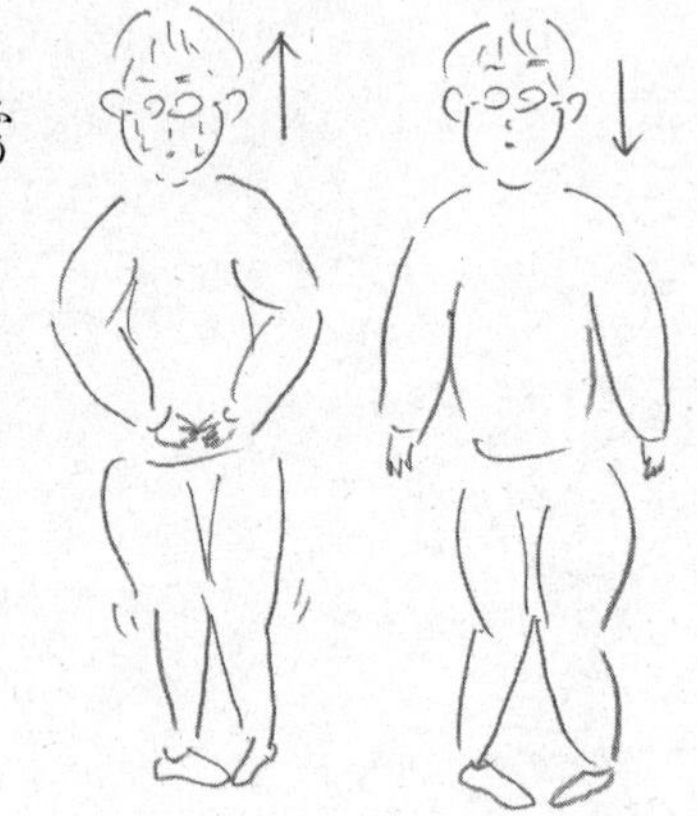
ふぅー
骨盤の中に
力が集まる

これで骨盤の角度が変わってます。骨盤が閉じやすい人は速度感や勢いがあったり、言語もシンプルだったりします。開きやすい人は、ゆったりしていて話が長い。それから決められない。自分の傾向がわかってくると、顔や性や年齢は関係なく、その人といると緩むな、引き締まるな、こういうふうに人と接するようになります。

H「首が痛くて、辛いときは喉まで引っ張られてるような感じがあります。」

首の骨っていうのは上から下まで七つあって、一番上が頸椎《けいつい》の一番、頭の中の触れない骨です。触れるのは二番目から。鞭打ちなんていうのは下の方、六番とか五番がずれちゃって、それで意欲がわかなくなるんです。頸椎の働きと腰椎が連動しているので、首の骨っていうのはすごく微妙な運動で全体を調整できる場所でもあります。首を支えてるのは首の筋肉だけで、眠って意識がなくなると首に力がなくなっちゃう。で、グニャングニャンだから頭が助かる。カキカキってしてたら頭を打ったときに死んでしまうんです。首をとにかく柔らかく保つことで安全に生きていける。一番簡単に緩める方法です。

★首を緩める体操１
耳の中に中指を突っ込む。（中指は神経と関係がある）目を閉じて耳の中の音を聞く。どんな音がしましたか？

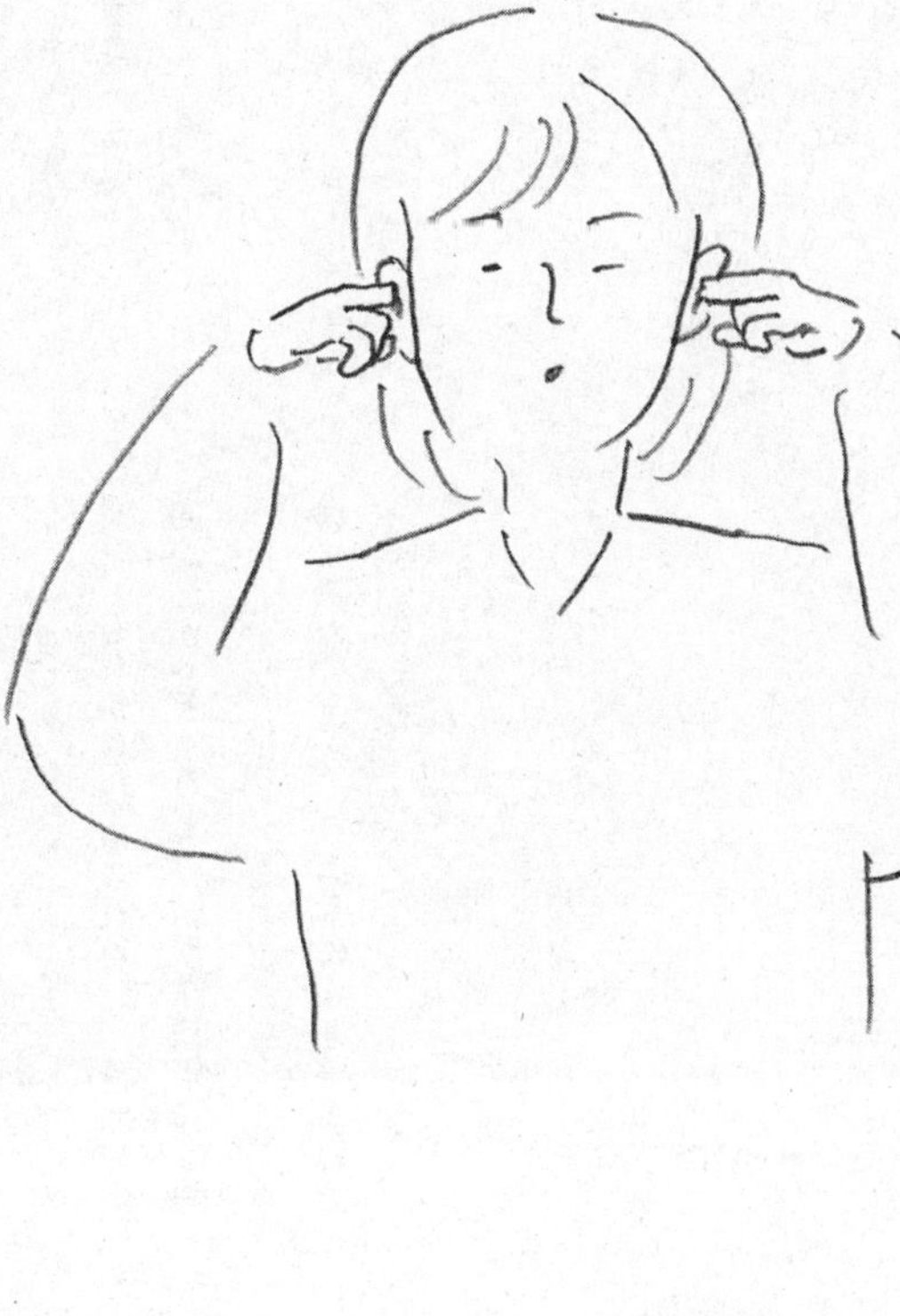

自分で自分の音を聞くことが大事です。頭ばっかり使うと頸椎が捻れやすくなっちゃうんです。骨盤は右と左で動き方が違うんですけど、左の後頭骨はグッと縮んで右の後頭骨はワッと開く、これによって頭の血流を変えてます。特に左の後頭骨は春になると縮みやすくて、ここを緩めてあげると自分はダメだっていう考え方がなくなります。つまり縮むとダメだが出るだけで、それがなくなるとダメだがなくなっちゃうんですね。ちゃんと手はわかってますから、自分の体のことは手に聞いてください。頭で判断する前に手がしっかりとつかんだものは自分に必要なものです。とくにこれはHさん向けの体操です。

★首を緩める体操２

左手で左の後頭骨を触る。そのまま仰向けになって目を閉じる。右手をどこに置けば後頭骨が緩むか左手に聞いて体のどこかに置いてみる。ピッタリ合えば手が止まる。息を吸ってゆっくり口から吐く。左手が右手離れていいよと言ったら離す。左手に後頭部から離れていいかを聞いて、離す。ゆっくり起き上がる。

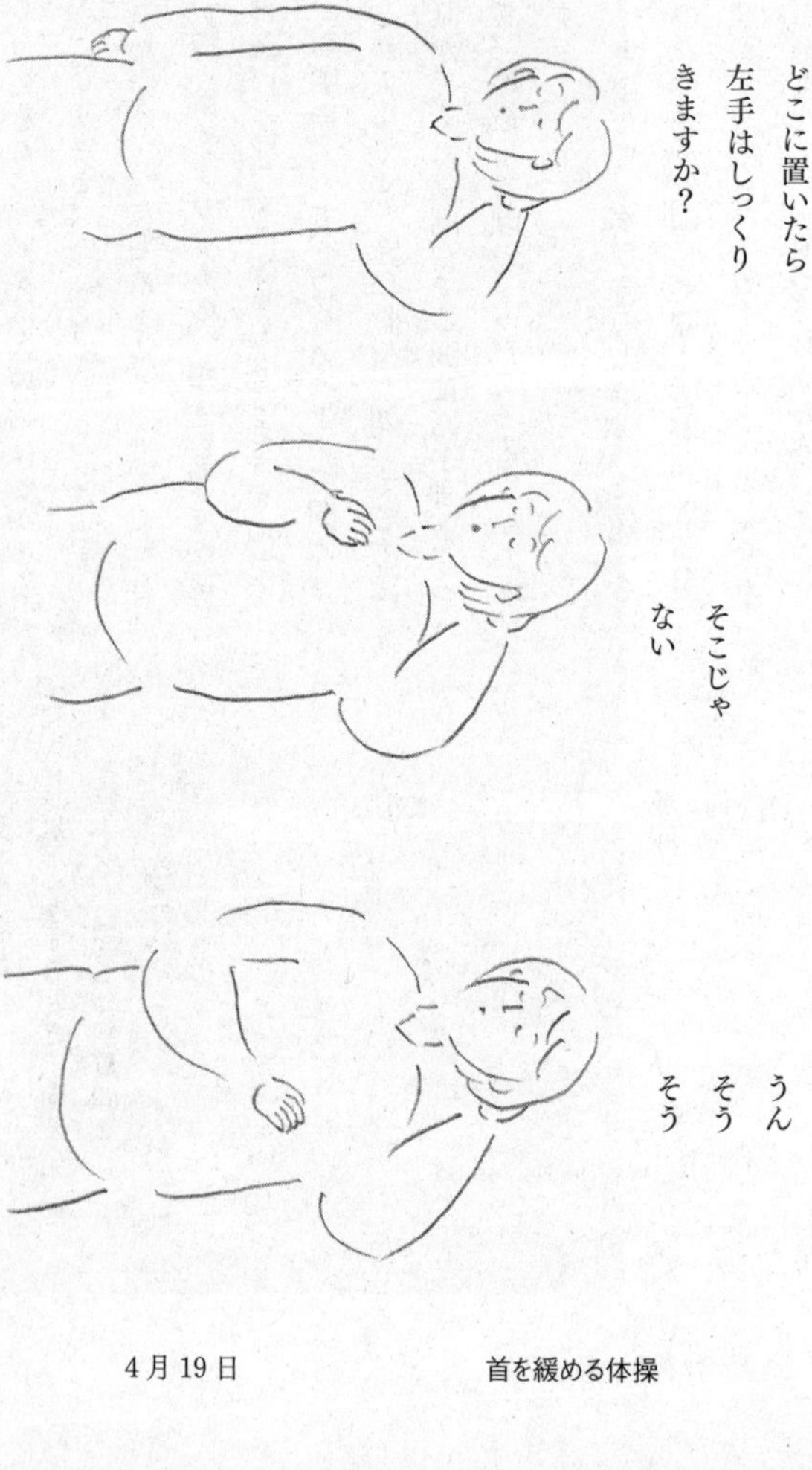
右手を
どこに置いたら
左手はしっくり
きますか？
そこじゃ
ない
うん
そう
そう

T「人の話を聞いてないってよく言われます。骨盤が閉まると頭も閉じて聞こえなくなるっていう話を聞いたんですが、人の話が聞けるようになりたいです。」

　頭の働きもその人の運動傾向によって違うので、自分がどういう運動傾向で言語を使っているのかがわかってくれば、他の方の言語もわかってきます。耳って不思議で、ガミガミ言われると耳の穴が小さくなるんです。苦手だとサッと感じると、聞こえなくなる体があるということ。この速度が速い人はパターンて閉じちゃう速度が速い。最初から開いちゃってる人は色んな話が入ってきちゃう人なんです。問題は聞きたいかどうか、自分がそのことに関心があるかが大事です。

　人から言われて気になったことがあったらまずやってみれば、わかるようになります。人の話を聞いてみればいいだけなんです（笑）こちらが理解しようという余裕をもっていけば人の話はわかるようになります。理解っていうのは相手がこんがらがった毛糸を持ってて、それを一緒に解くようなもの。相手の速度が速ければ、ゆっくり喋ってもらえませんかってお願いをして、自分のペースで聞くことが大事です。特に骨盤が開いてる方は話が長くて、話してる間に話がまとまって、最後まで聞いてもらえると安心します。

　集中してしまう体の人にとっては、その人の話を集中して聞く方が聞くリズムがわかってくる。苦手なことはあんまり頑張らないで、困ってればちょっとやってもらえればいいかなと思います。

★人の話を聞く体操

利き耳（電話をするときに聞く方）を立てて、相手に一個質問をして、答えを聞く。

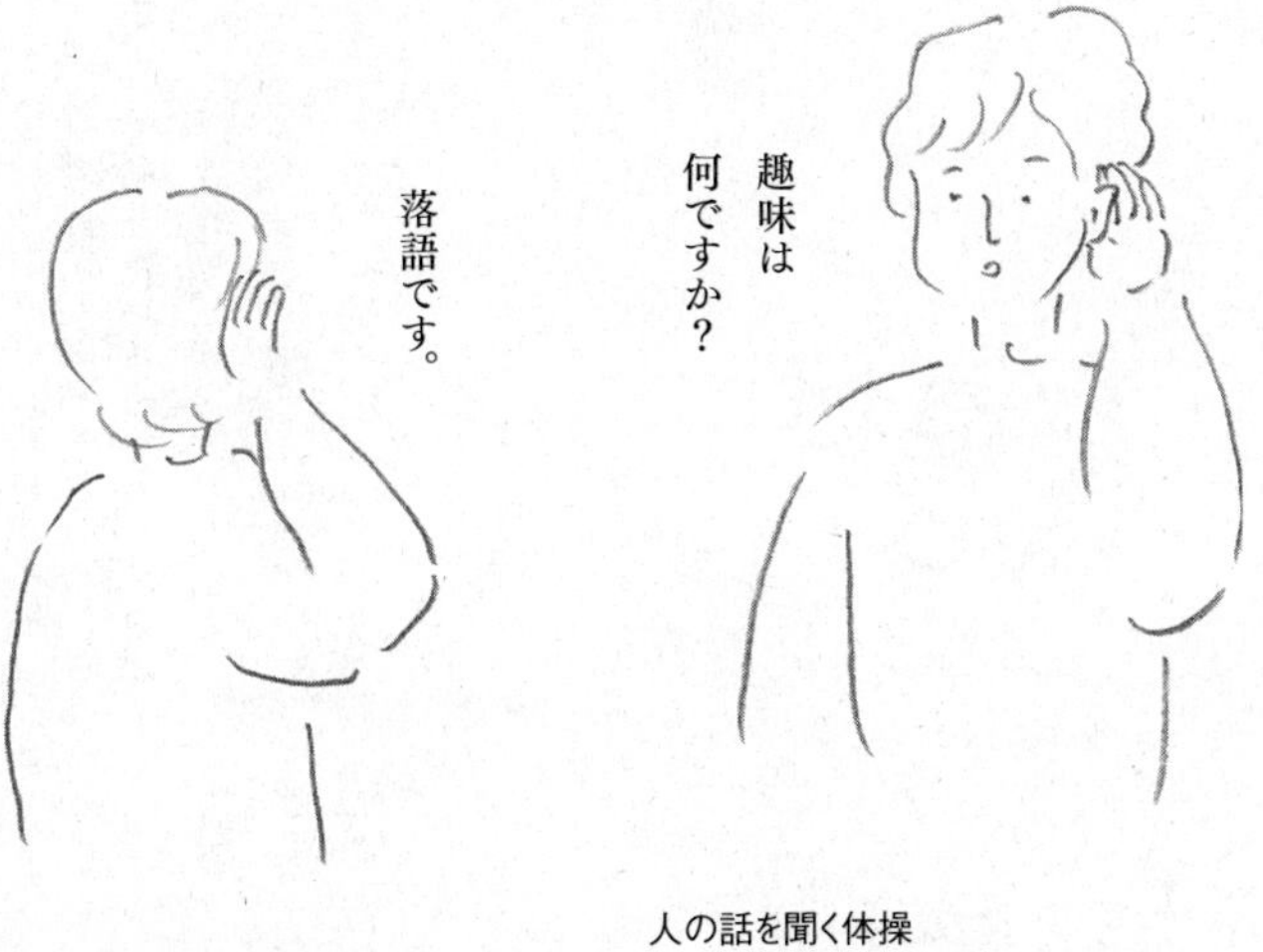

体操のはなし

川﨑　体操っていうとラジオ体操とか、みんなで同じことをやるっていうのが一般的になってる。だけど、体操はみんなつくってしまえるような感じがあって、まあ私たちの年代はまだそうないかもしれませんけど、七十代八十代くらいになると、オリジナリティあふれる体操みんな持ってて（笑）持たざるを得なくなるっていうことなんです。だから自分の身近なおじいちゃんとかおばあちゃんが持ってるそういうものを、ちょっとみんな知ってると思うんですよね。特に日本人独特のものだと思うんですけど、中国の人とかも持ってますね、その人独特に。とにかくずっと話してて思うのは、みんな修行好きなんですよ、中国人とか韓国人とか日本人て。

例えば学校でみんなでお掃除するとかさ、ヨーロッパの方だったらないでしょ？　窓をみんなで拭いたりとかさあ。だから、みんなで片付けたりみんなで掃除するっていうようなもので鍛える。そんな感じを小さいときにやっちゃってると、もう染みついちゃって、だから、もう七十あたりになると、何かそういうものを持たないと落ち着かない。それで、まず朝起きたところから、金魚運動っていうのがあってね（笑）民間療法で、横になって両手両足を上げて、ただ振るの、バタバタって。だからゴキブリがひっくり返ってバタバタするみたいな。朝、金魚運動して、関節を動かしてから起き上がるとかね。それから昔だったら乾布摩擦やるとか、あとは、ぶら下がり健康器っていうのがあって、ただぶら下がるだけとか、とにかくこう、オリジナルのものを自分でつくって、それを習慣化して続ける。で、これがいいんだと信じ込む（笑）これが意外と効果があるんですよ。

この信じ込むっていうところがとっても大事で、他の人のことは信じなくていいけど自分がやってることを信じるっていう、そういう決意みたいなもので丈夫になるということ。信じ込むと、とにかく他のことを考えなくて済む。これがいいんだってもう決めてしまえば理由がなくていいでしょ？　それを頑として譲らなかったり、それをずっと続けるってことですね。いい面としてはそれで迷わないってことですね。ちょっと困っちゃうのは習慣化すると頭が固くなっちゃうっていうこと。これが両方あります。だけどそんな中でも自分の体の運動傾向に合ってれば、壊すことなく続けることになりますね。

なので、どなたかの健康法を真似ようっていうのは、難しい点はそこで、できれば自分で自分の健康法をつくる。それは自分だけのことだから他の人には一切すすめない（笑）で、体操をつくるっていうのも、毎回違うっていうことが大事で、みんな、そのときの体調でやる。今月は今月で体の悩みとか、気になるところとかあると思うんです。だけどこれが来年のこの頃になると多分また違うと思うし、そう思ってやったら毎回なんとなく変わってって、それが楽しい。やっぱりこのつくって楽しいっていうのがいいなあ。で、誰かが決めた通りにやらなくても、これもいいなあと思います。

5月17日

T「むくんでて謎の痛みがあるんですけど、最近甘いもの食べ過ぎてるのかなあ。」

言葉で気になったのは、甘いっていう言葉が出てきたから、甘いものを食べたらむくむんじゃないかっていう発想ね。これは違うから、これをちょっと変える体操をしましょう。まず甘いっていうのは、自分に甘いのか、人に甘いのか。で、甘くていいんです。甘いのはいけないっていう考え方はどうかなと。甘いのはどこの部分かっていうのを体の中で探していきます。

★特徴をつかむ体操

①仰向けになって目を閉じる。体の中に甘いところがある。甘いものは何色ですか？

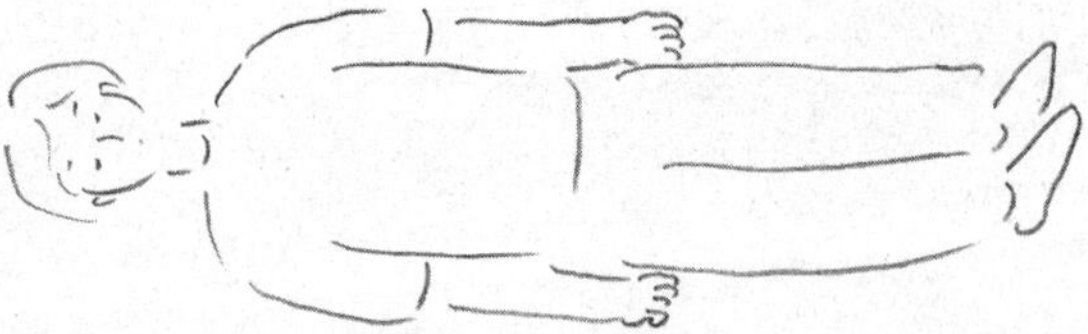

T「チョコレート色。」
S「うすいピンク色。」
E「あんず色みたいな。」

②それぞれの甘い色がいま、お腹の中に入ってる。その甘いものが「ここにいていいですか？」と聞いてる。なんと答えますか？

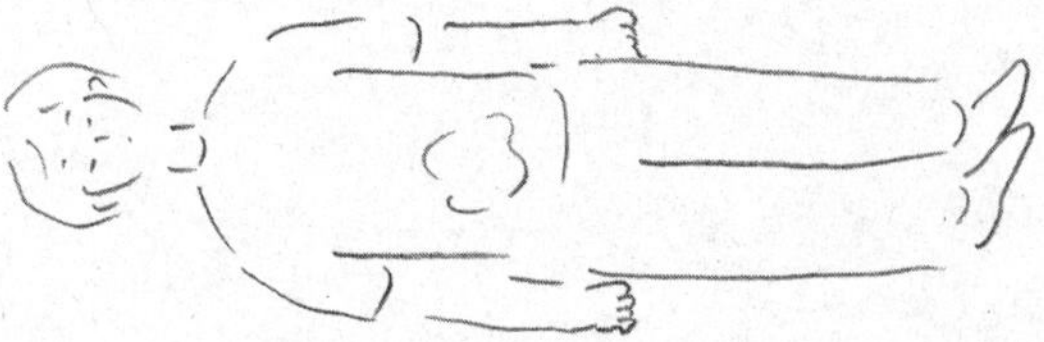

T「いいけど～って言います。」
S「フワ～っと出てってください。」
E「いいよー。」

③その甘いものをお腹の中から出しましょう。お腹の上に手を置く。そこにいま、甘いものが集まってきた。息を吸いながら、手の中に入れてお腹の上でまるーく団子にする。甘いものはいま何色ですか？

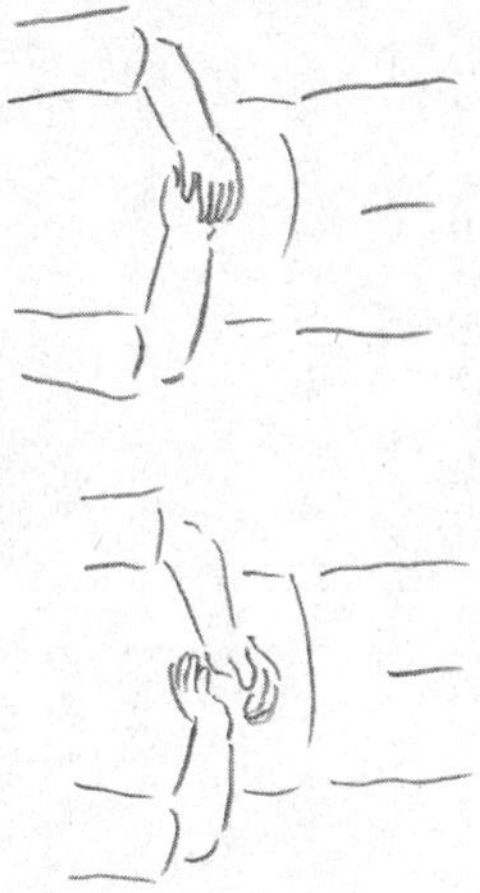

T　「水色。」

S　「赤寄りのオレンジ色。ややどす黒い。」

E　「ちょっと黄色がかってきました。」

④みんな色が変わってきました。その甘いものを自分が投げたい方の手にお団子にして、寝たままでどっかに投げます。どこに投げますか？

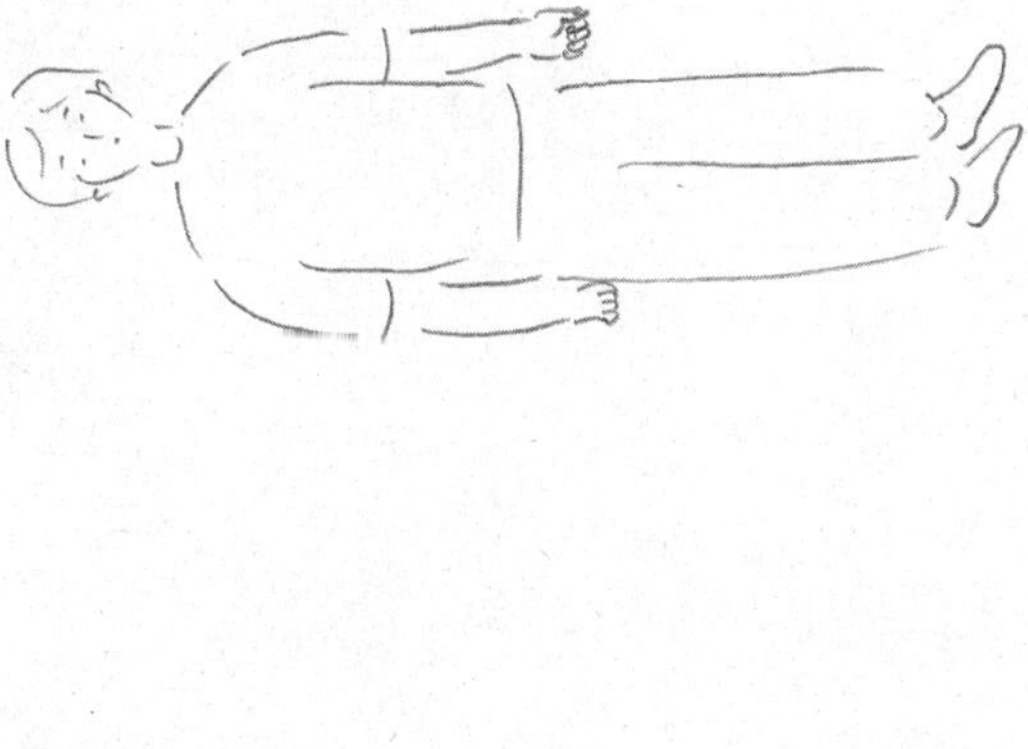

T　「窓の外。」

S　「すごい遠いとこ。」

E　「頭の上の方。」

⑤3、2、1、と言ったら投げましょう。3、2、1、はい。ピョーン。

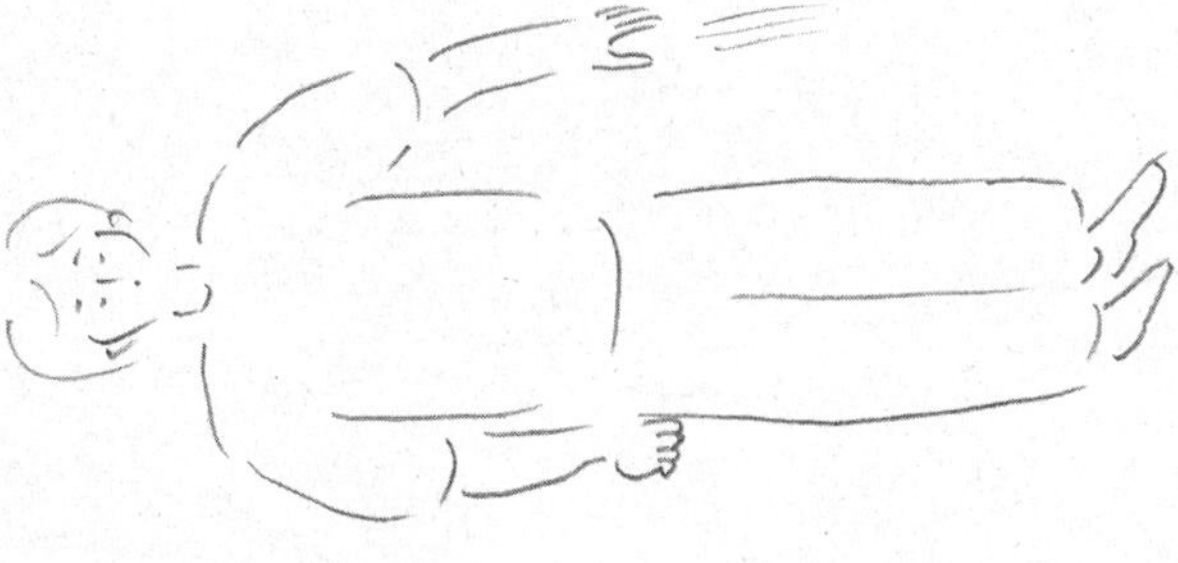

すっごい遠くに投げてる人がいますね（笑）

⑥もう一回お腹に手を当ててみる。息を吸って吸って吸って、ちょっとこらえて、手から吐くつもりになる。ふうー　そのままポカンとする。ゆっくり起き上がる。

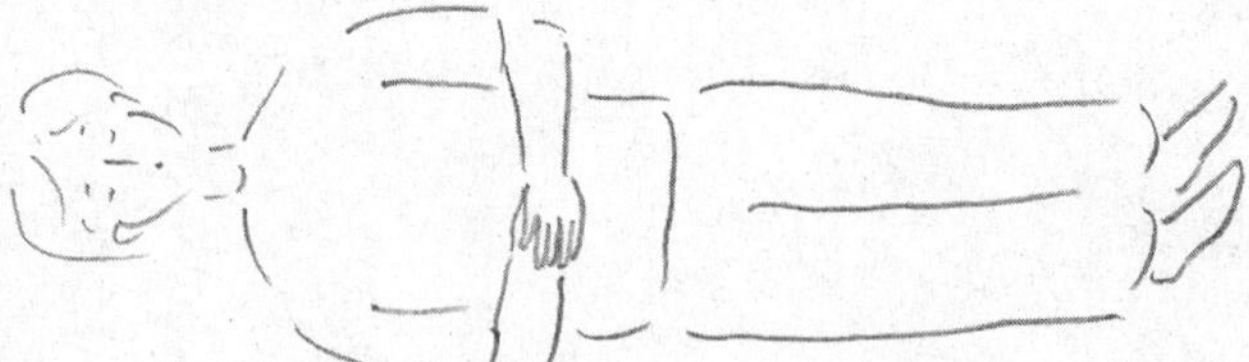

甘いものって、自分の中のイメージが言葉である間はなかなか離れてくれないんですよ。だけど違う感覚にしてしまうと、距離がとれる。自分にとっての甘いものが水色だったら持っててもいいかもしれないよね。ドロドロになった方、そういう粘性が自分にとっての甘さの特徴ですから、これは大事な点です。いいも悪いもないですから。自分にとっての甘さってそういうものであって、もしかしたら他の人の甘さもそうみえてるかもしれない。甘いものに対しての感じ方が違うということですね。受け入れる受け入れられないって意外とこういう特徴もあって、固定してしまうとイメージになってしまう。だけど、運動と一緒に過程を実況中継してもらう方が特徴をつかみやすいですから。

甘さに関しては頭の問題で、もし甘いっていう言葉を意識してるようだったら、何かの結果チョコレートを食べてるかもしれない。会社が原因だったらこれは一つの表現で、抵抗として甘いものを使ってるのだとしたら甘いものがかわいそうです。甘いものは喜びっていうふうに捉えると美味しそうになるでしょ。自分を緩めて体を切り替えてくれるもの、だから糖分も塩分も体には大事なものです。こうやって自分で変えていくといいと思います。

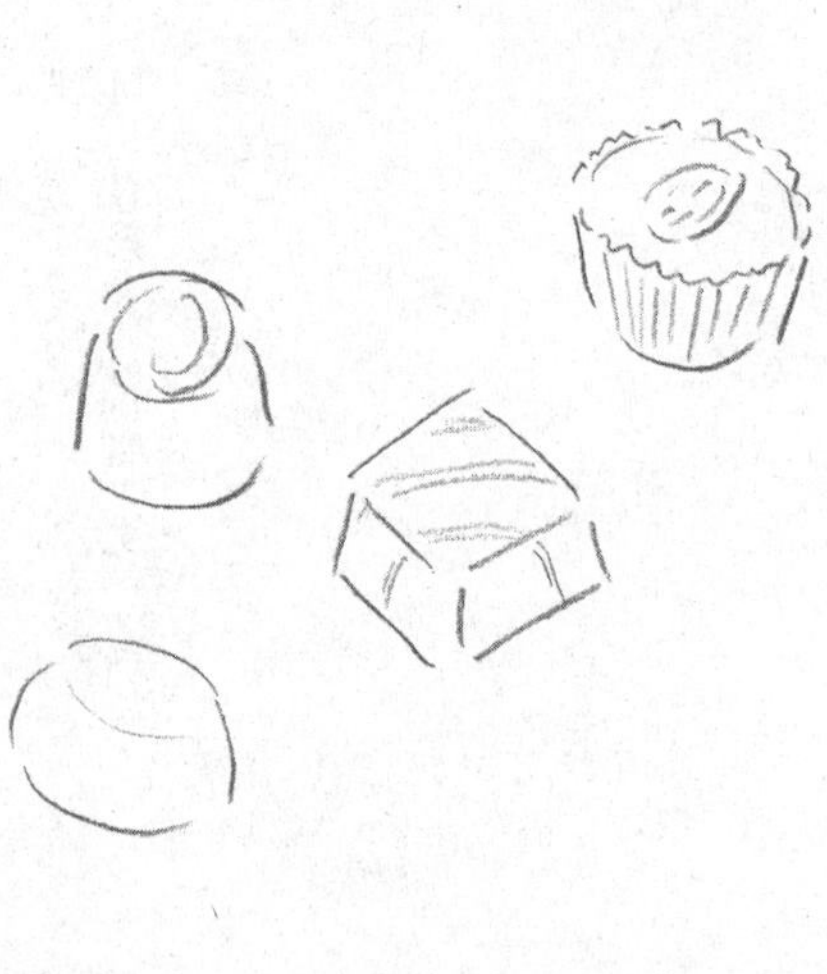

M「耳がちょっと過敏で、会社でおじさんがいつもガムを噛んでるのがどうしても気になります。」

嫌なことを明確に捉えられるようにしていくと嫌なこととの距離感がとれるお稽古にもなるので、ちょっと想像を使いましょう。

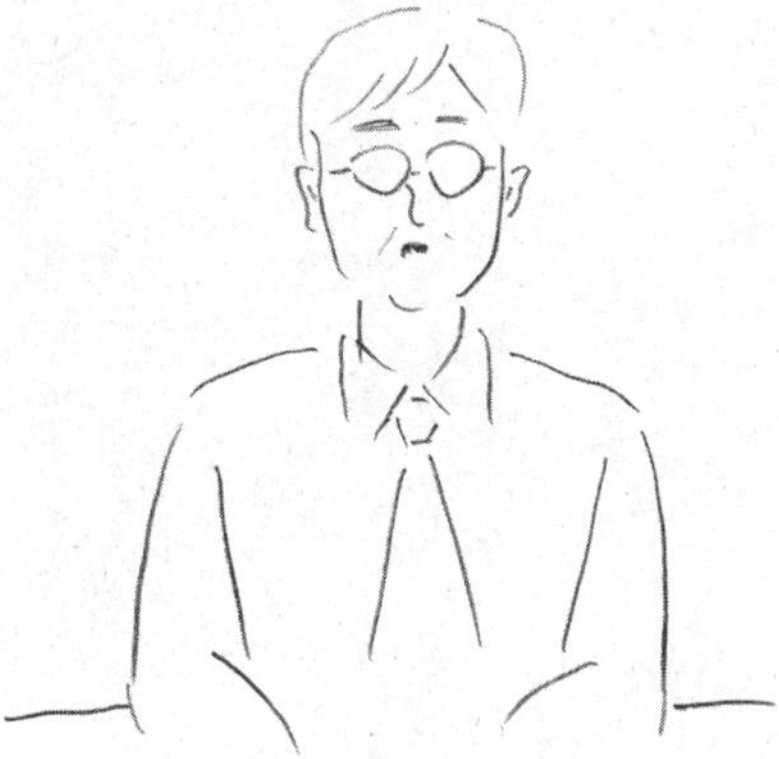

★その場しのぎ体操 1

①目を閉じる。いま体の中に虫がいて、外に出たがっているのに出られない。どうすれば出られるようになるのか、20数える間に考えてみる。1、2、3……20。方法はみつかりましたか？

E「パンと手を叩いた瞬間に驚いて耳と鼻の穴から出る。」

M「胃の左側の壁と筋肉の間にいて、ちょっと胃潰瘍になって一回穴をあけるから出てみる？ っていう話になりました。」

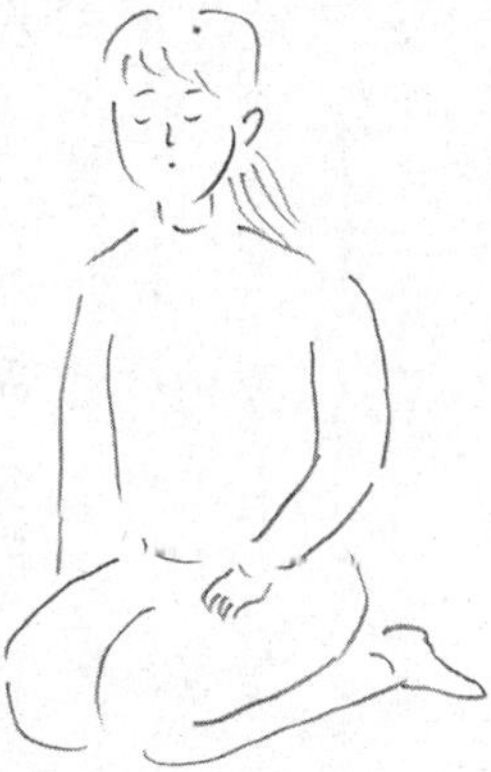

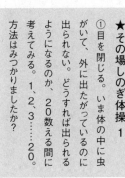

②体の中の虫はもう窓から出ていける。その窓をどこにつけますか？

E「頭のてっぺん。」

M「胃袋と筋肉の間です。」

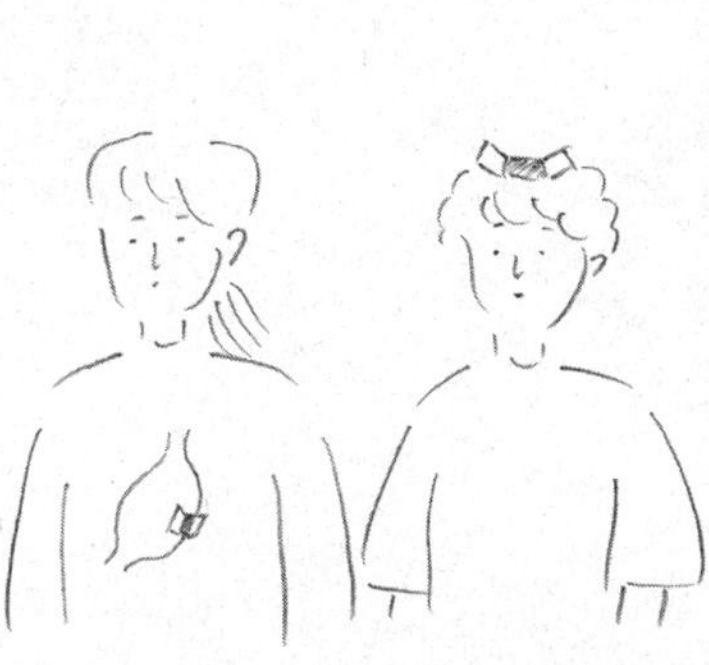

みんな窓ができましたね。現実に嫌なことがあったらその窓を開いて、開いたよーって触ってあげてください。頭のてっぺんはコンコンって十回から二十回叩くと穴があきます。ムカムカっときたら叩いておく。胃袋は左の肋骨の下にあります。ほんとに嫌だとここになるんです。

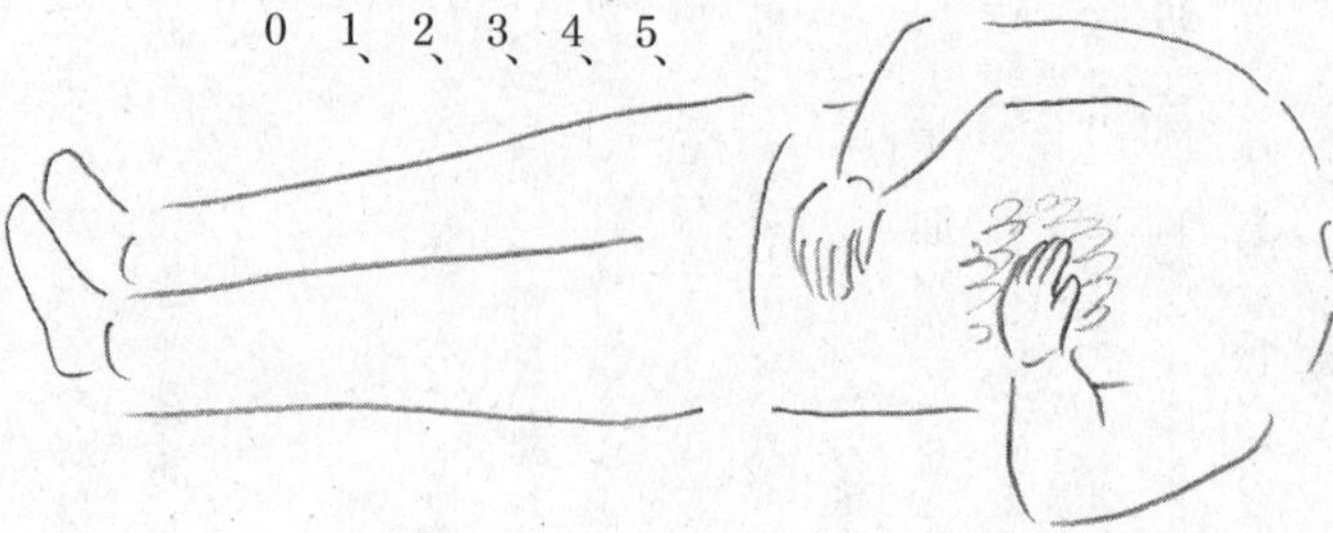

★その場しのぎ体操２

仰向けに寝て目を閉じる。左手で左の肋骨の下を小指から抱える感じでくるむ。左手のところにお掃除したいものが溜まってると想像する。右手は下腹の上を押さえる。５から０まで数える。手を離してギューッと伸びをする。いったんうつぶせになって起き上がる。

この左の肋骨の下にも色んな気持ちが詰まってくると硬くなる場所があります。嫌だなっていうのはちゃんと体はわかってますから、それが重なるとここがグーッと硬くなってきて、息が詰まっちゃう体になりますね。そしたら嫌な音しか聞こえなくなるんです。嫌な音ばっかり聞くような状態はもうそこから出ましょうねっていう意味なんですね。

ガムを噛む音が嫌だ。逆にどうしてガムを噛みながら仕事をするような人なのか。いま辛いからだって答えたってことは、その方が辛さをガムを噛むことで逃してることもわかってるから嫌なんですね。その人も言えないっていう理由で嫌がらせになりますから。仕事をする上で人前でガムっていうのはマナー違反なんです。それをやれる職場はどういうところか、つまりそこまでいくと環境問題です。嫌で働いてるのをみんなで見せっこしてる環境だから、言語以外のことで自己主張することが大事になってくる。それをこちらも言語じゃなく理解することでお互いに楽になるから、体の運動が色々変換可能だということを知っていただければと思います。

E「親指の痺れが気になってます。でも他のところとつながってそうなってるのがわかるから、なんとか動かさなきゃなあと思ってます。」

足の痺れはみんな経験があって、血流がちょっと変わっただけで神経が抵抗するんです。指に関しては痺れやすくて、親指は頭の働きと関係がある。とくに親指の付け根、ここがとてもいろんな効果があるところで、整体でも大事なところです。指と指の間の水かきをとにかく刺激してると、頭も全体で使えるようになってきます。どうしても東京の人だと目と頭の一部の刺激がすごく多いんです。これは指全体と関係があるので、指の間をまずは広げていきます。

★準備運動

小指と薬指の間をギューとつまんだまま手前に皮一枚まで持ってって、ポッと離す。順番に親指までいったらもう片方の手もおこなう。これは人間の急所。

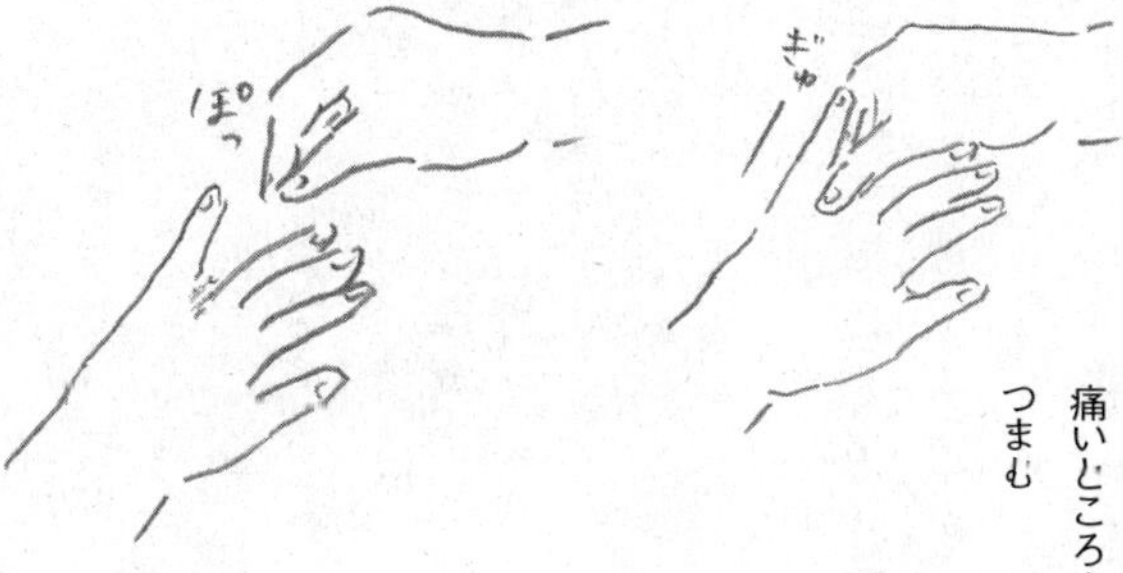

★しびれをとる体操 1

①左の足を少し外に向けて膝の骨の少し上を手のひらでよくこする。（ここは体の排泄と関係があって、便秘があると硬くなる。）

②左足を上げていって少し内側に傾ける。限界まで上げて息を吸って吸って、パタンと落とす。これで骨盤が開いてくる。

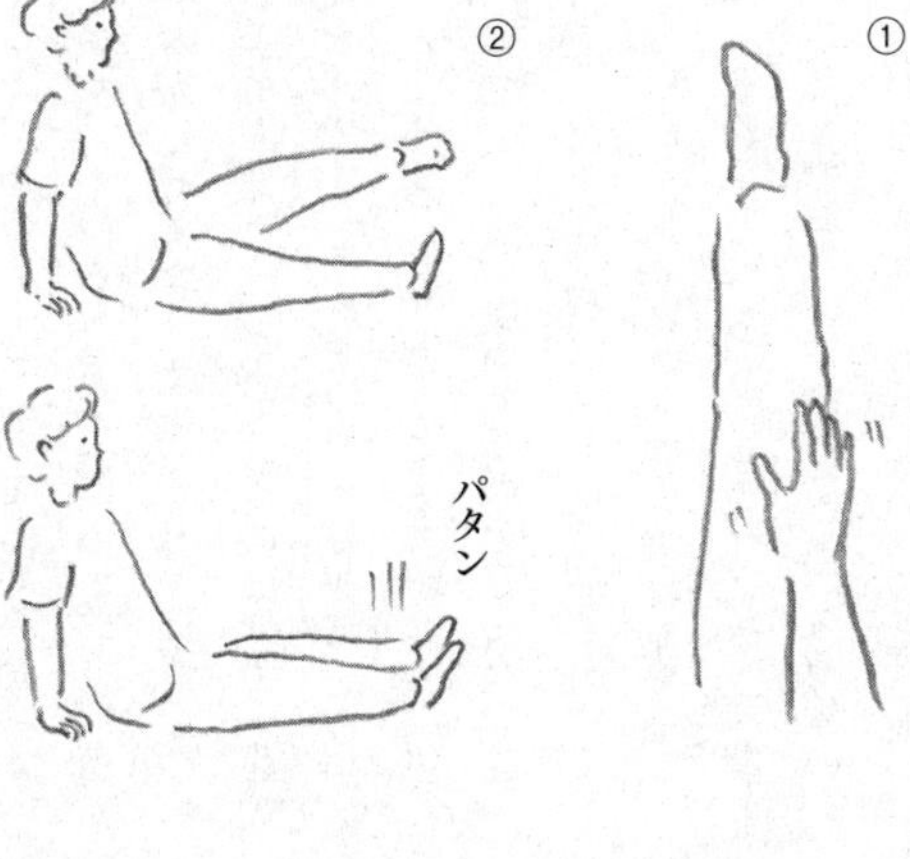

★しびれをとる体操 2

二人組になり、片方の人が右足首のくるぶしを手で包んで上げていく。足を少し内側に向けてあげること。体重を後ろにかけて、1、2、3、ポトーンと落とす。

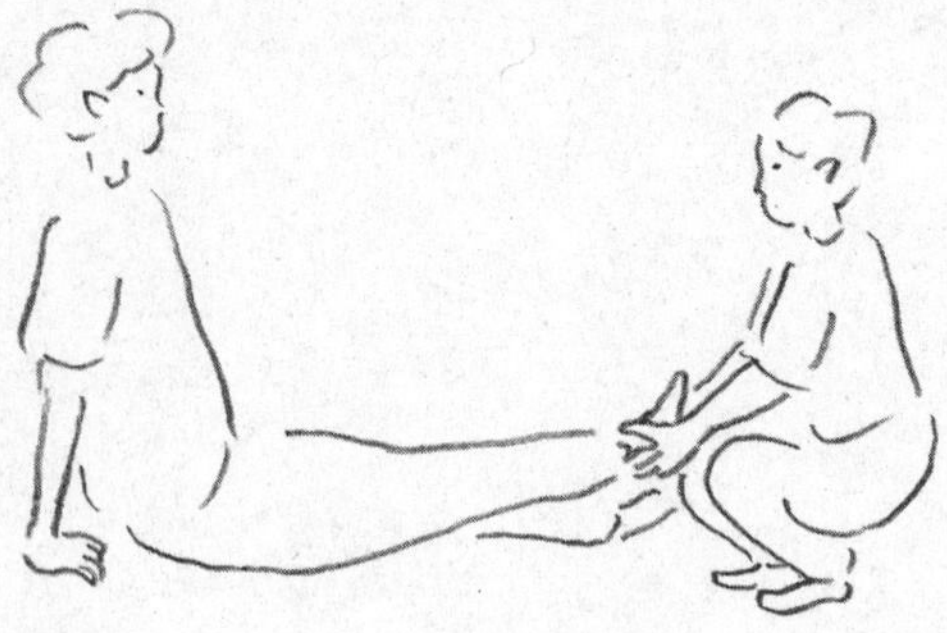

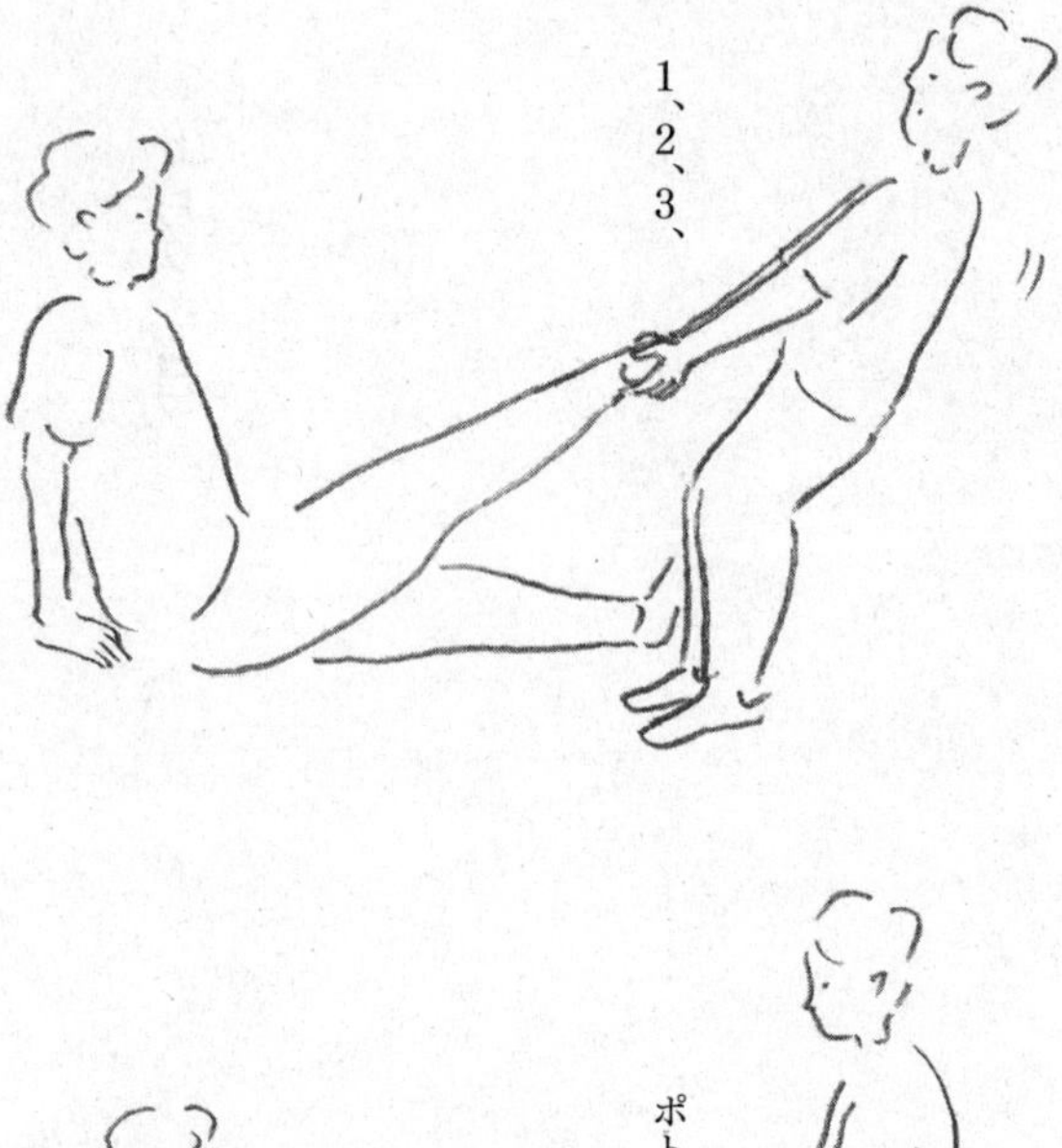

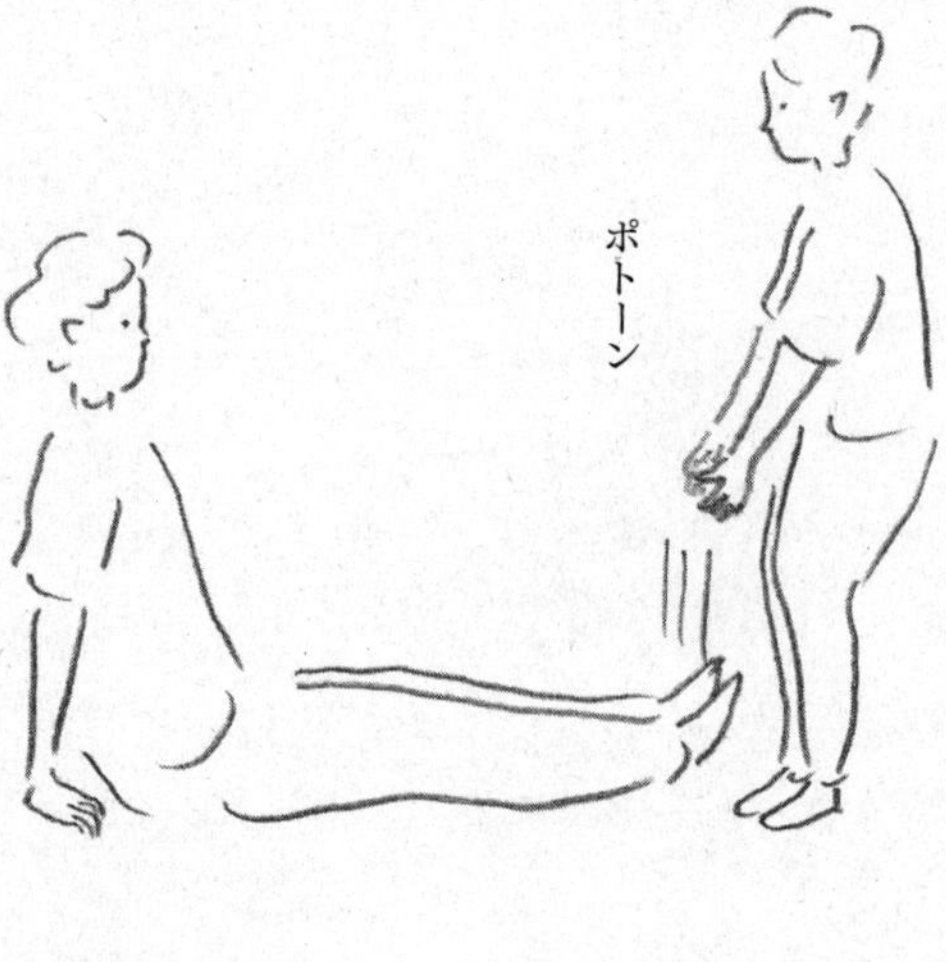

カブみたいに引っ張ったら反対の足が縮んでくるんです。これで骨盤が開いた状態から一回戻って背骨が整ってきます。骨盤の開閉で背骨を整えるのが整体で、骨盤を開閉させてあげれば頭の中までスッキリします。これは二人とも整うから、お互いが緩むためにやってます。

6月21日

H「音を拾いすぎちゃって心を左右されます。心が狭いのかなあ。」

まず音に過敏なのか、敏感なのかの違いがありますね。音に過敏ていうのは、どこか鈍いところがあります。だけど音に敏感なのはとってもいいことです。

自分の許容を超えて聞きすぎてるっていう実感があるなら聞き方をそろそろ覚えましょうっていうことです。聞ける音と聞けない音があることをまず認める。ミュージシャンの人に多くて、あるリズムだけ気になっちゃうからご飯が食べられないとか。嫌だなあと思ってると、どんどん嫌な音が集まってきますから、嫌だねってまず自分に言ってあげることなんです。嫌じゃなくしようって思うのは、自分の言うことを自分で否定してることになるから。心地いいものは何だろうっていうふうに音を聞くようにする。

つまり人間て何か一つに意識を集めると他が聞こえなくなってくるようにできてるので、嫌なものは置いといて心地いい音を聞く量を増やしていくとよくて、これが大体同じ位になると、嫌な方が気にならなくなるピークがあるんです。

心は柔らかいか硬いかだけです。硬くなってくると、乾いて冷たくなってきます。暖かいものや柔らかいものを見ても喜べなくなる。だけど自分が潤ってきて温度が上がってくると、まったく気にならなくなる。だから面白い。女性の場合最初に出てくるのは乾きなんです。手が乾いてたらかなり乾いてますから、握手してシットリしてるかどうか、あったかいかどうか。冷たいとか乾いてるとかではなくて、感触であったかさを感じるかどうかです。今の時期に喜ばれてることがあるので、それをしましょう。

★心を潤す体操

手に水（水道水でよい）を練って入れていく。できるだけ手の上で温めて、皮膚を広げて入れていく。このままちょっと乾かしておくと潤ってくる。こうやってる間に心が潤ってきます。

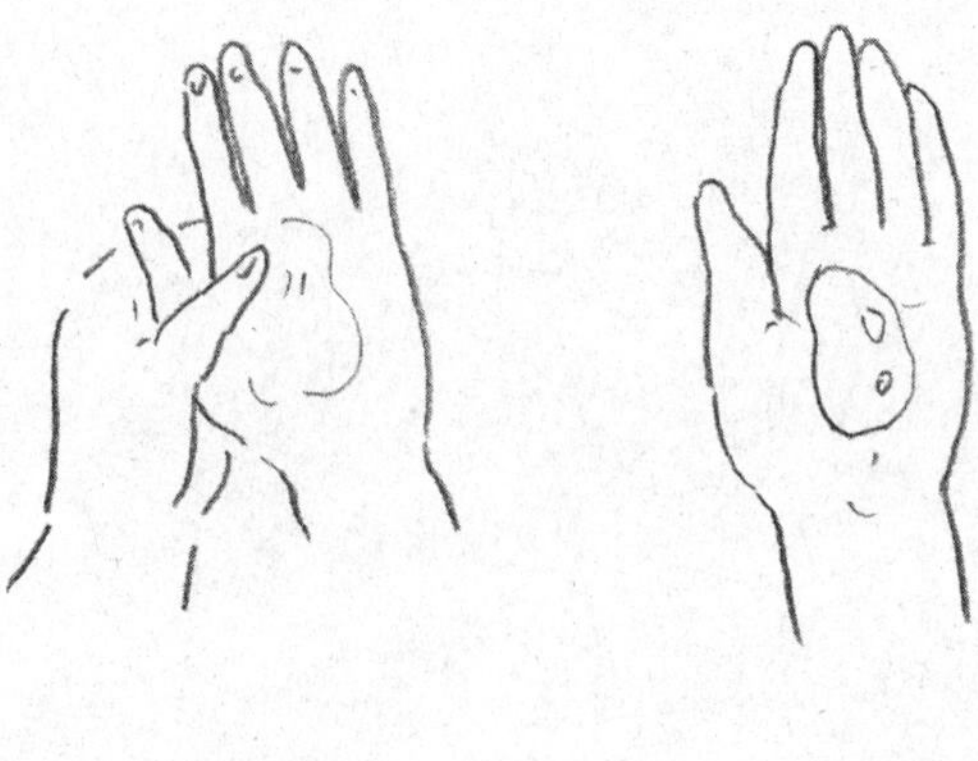

E「三日前くらいから湿疹が出て、湿気てるなあって感じると、痒くなります。」

まずこの二の腕に出るっていうのは呼吸器と関係があります。ですからここと、膝下に出てるかどうか。これは完全に呼吸器ということですから、湿気とともに体としては汗をどんどんかかなきゃいけない。汗が吹き出るくらいの方はブツブツは出ないんです。ブツブツを汗のかわりに出してますから、汗をかくことが一番です。汗をかくのは本当に簡単です。

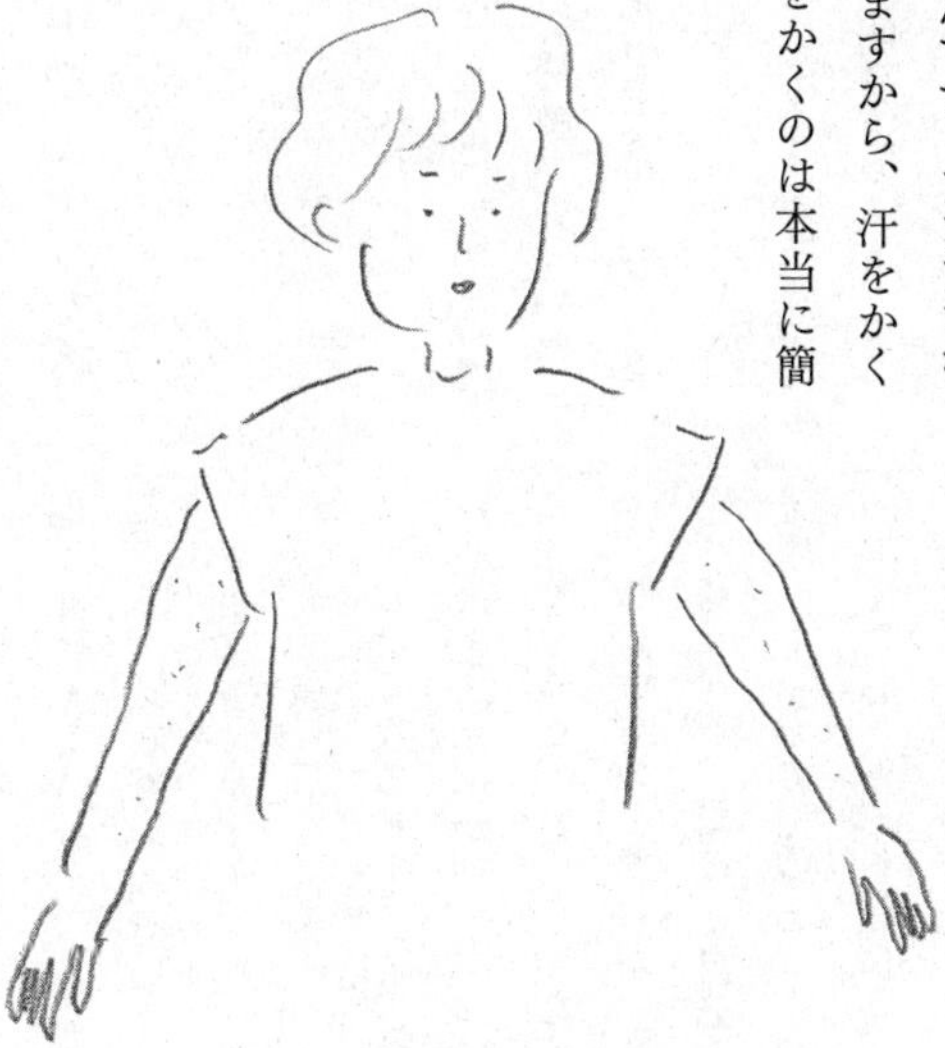

★準備運動

腕を直角に曲げ、手のひらを外に向け小指だけ曲げる。息を吐きながら肩甲骨と肩甲骨をギューッとできるだけ寄せて、ポッと離す。三回繰り返す。手を下ろす。小指は骨盤と関係があって、これで骨盤から息が入るようになる。

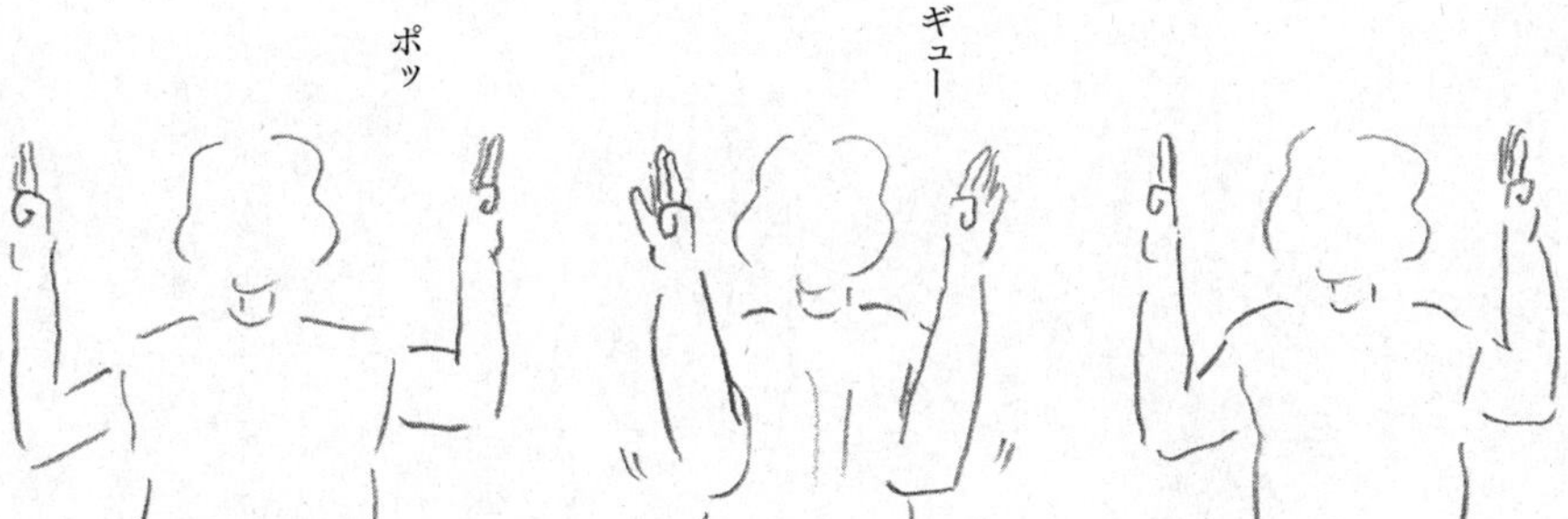

★汗をかく体操

仰向けに横になって肋骨の下に手を当てる。両足を揃えて上げていく。上げきったらゆっくり下げていく。ギリギリまで下げて止める。息を吸って吸って吸って、ポトンと落とす。もう一回繰り返す。

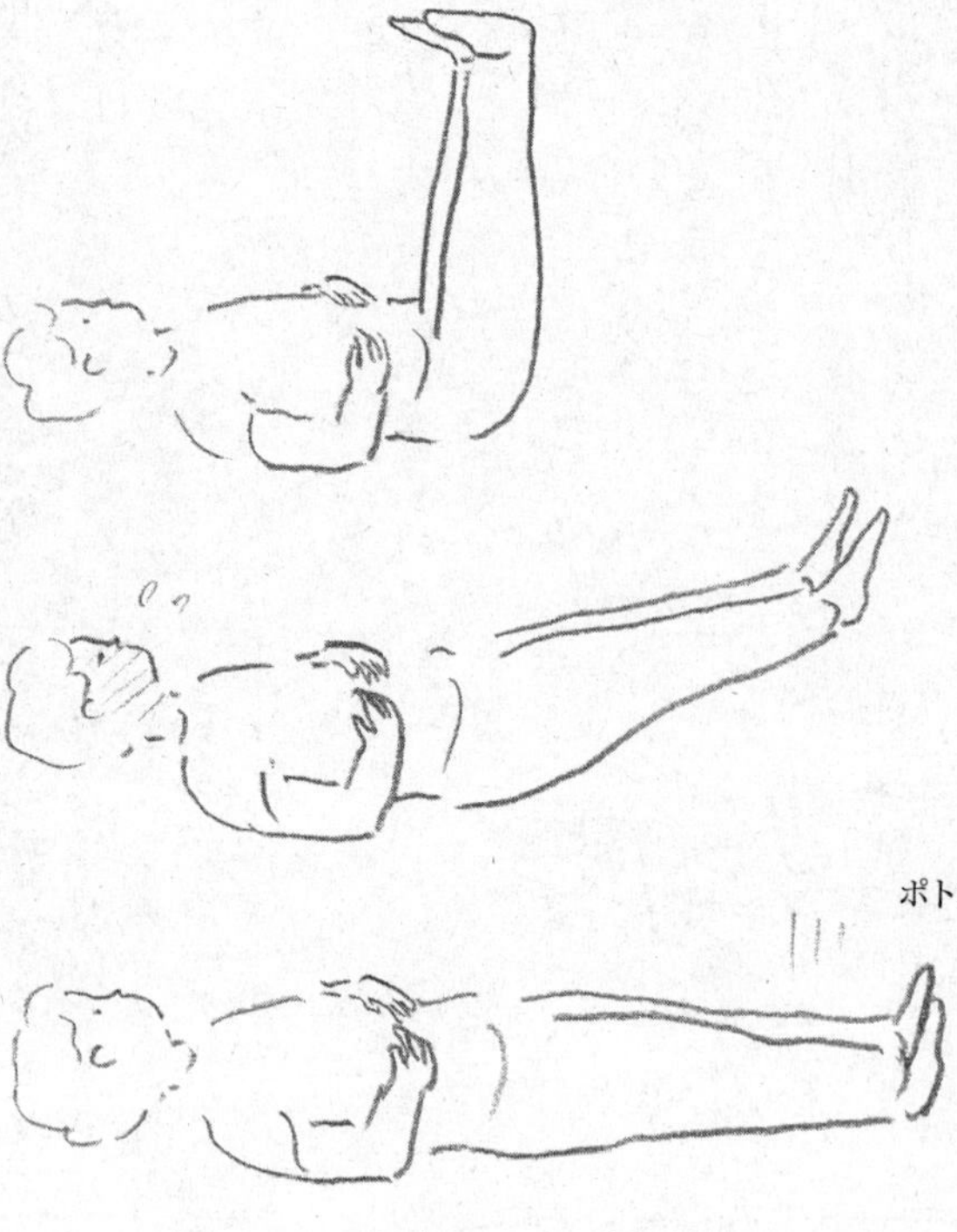

あとはポカンとしてると、汗をかく部分の骨に刺激がいきます。汗はどんどん出始めると、必要なだけ出たら、ピタッと止まるようにできてるんです。ブツブツが出る人は呼吸器負担が大きいので、六月はできれば海に行って、砂を掘って足を埋めるとものすごく痒くなるから、そのあと海水で足を洗って家に帰ってくると、もっとブツブツが出たあとに体がおさまってきます。六月の海しか効果がありません。難しければ家で海水をつくって足の裏をつけておく、これでもいいです。海水浴は元は皮膚病を治すために入ったんです。深めのところで海水がまわるような小さい入江とかでやれば結構効果がある。あと日本海側の海もいい。海の水とか砂はとっても栄養が多いし、分解力が高いんです。だからやってもらうといいです。

S「股関節が全然開かなくて、股関節を目覚めさせる方法はないでしょうか。」

股関節が柔らかくなるっていうのは、女性にとってはいいことです。なんせ頭が固くならないです。股関節が柔らかいと頭の中はお花畑になるようにできているんですね。柔らかくするっていうよりは、仕組みを知ることが大事です。みなさん恥骨というところで骨盤を支えていて、もう一方で支えてバランスをとってるのが反対側の仙椎という場所です。おしりの割れ目のちょっと上で平たくなってる、ここが仙椎というところです。ここから股関節を緩めます。

★準備運動

一人がうつ伏せになる。手のひらでお尻っぺたを押す。ギュー、ポン。四、五回やってあげると骨盤が緩んでくる。

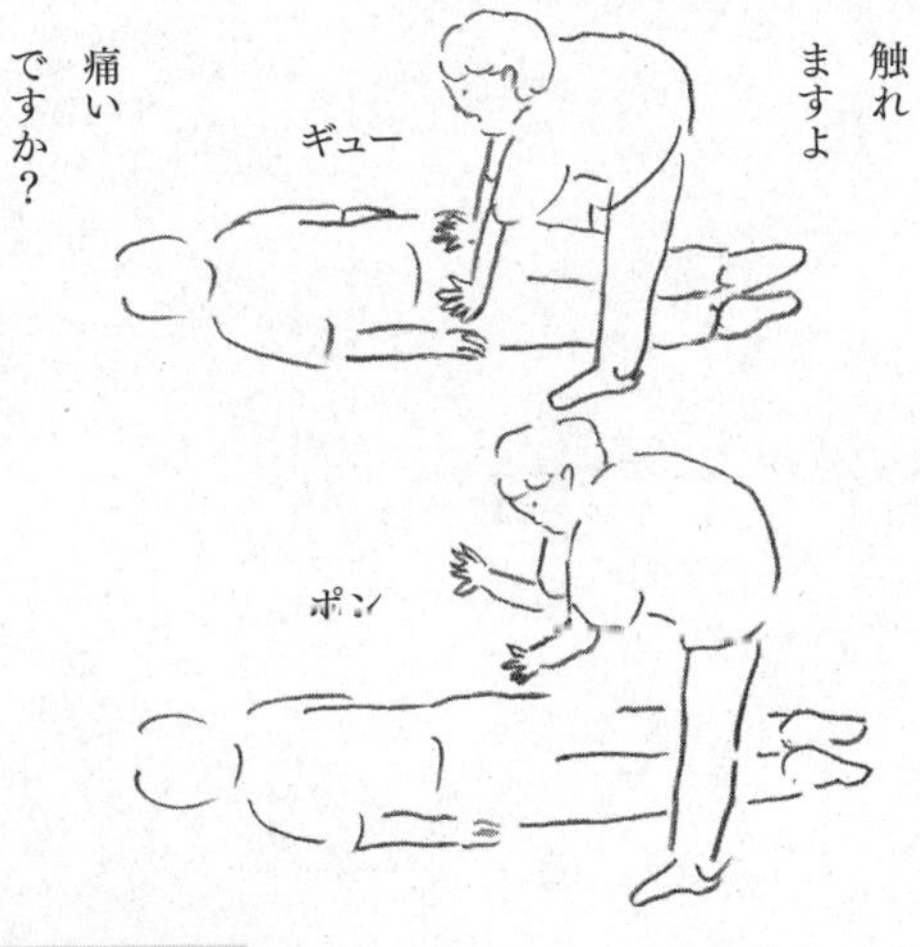
触れますよ
痛いですか？
ギュー
ポン

★股関節を緩める体操１

仙椎に手を当てて、どちらかに座って膝立ちをする。手で押さずお尻から押してあげる。引く方を意識する。十回くらいおこなうと股関節が柔らかくなってくる。おこなう側も緩んでくる。

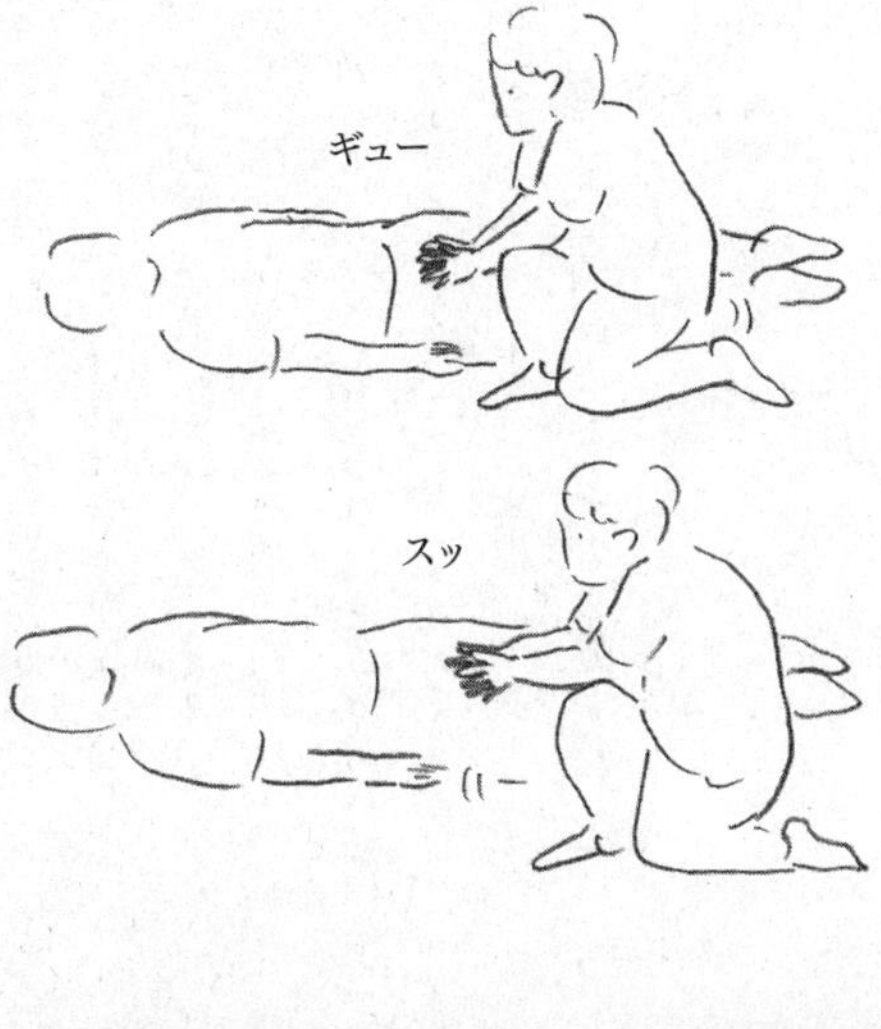
ギュー
スッ

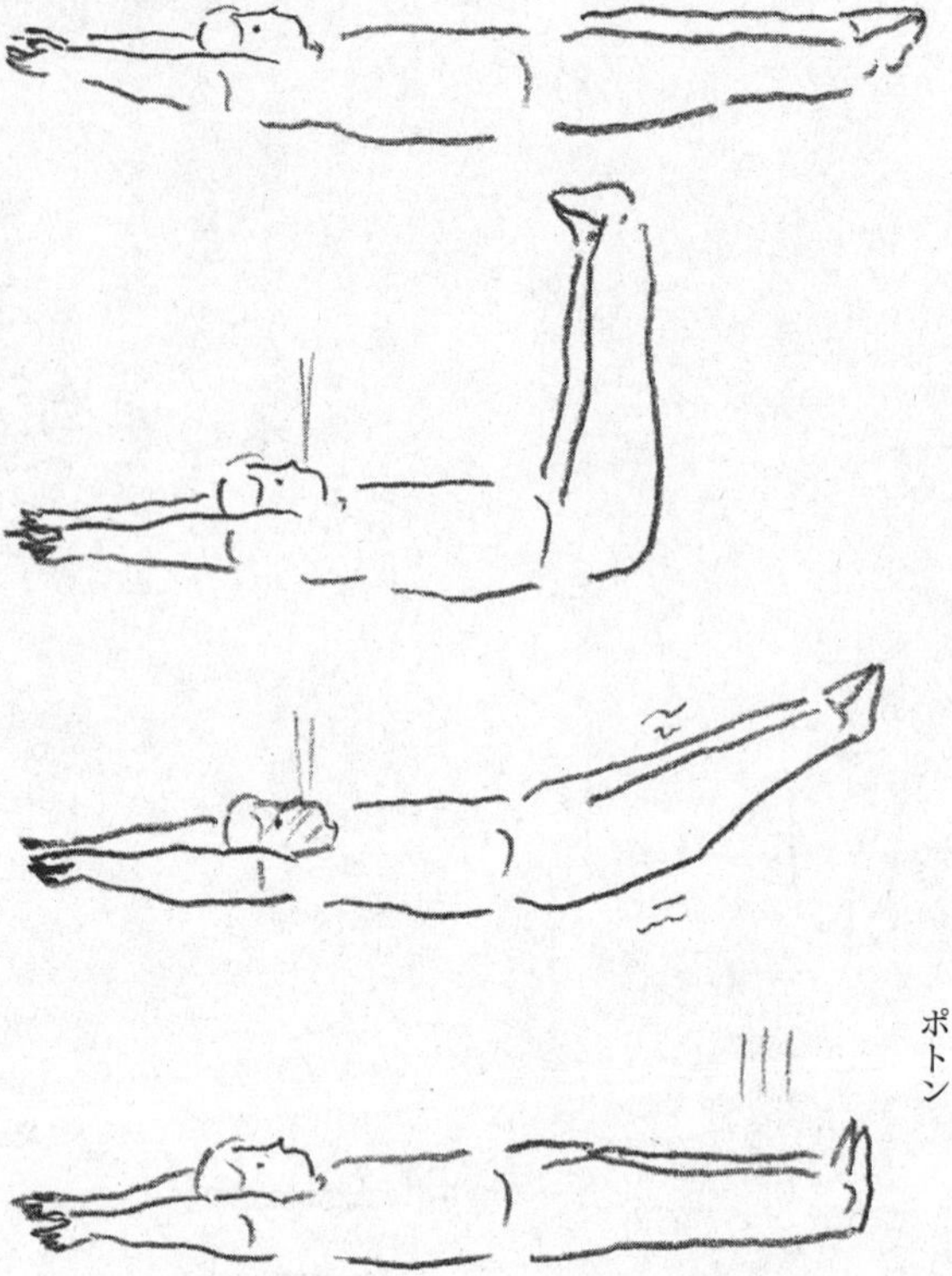

★股関節を緩める体操 2

一人でおこなう場合、仰向けになってバンザイする。肩甲骨が床に当たって楽なところを探す。足を内股にして親指と親指をくっつける。そのまま息を吸いながら上げていく。吸い切ったところでこのまま戻してギリギリのところでキープ。息を吸い切ってかかとから落とす。ポトン。1、2、3、4、5、起き上がる。一日一回おこなうといい。

T「常に時間がないっていう謎の焦りがあるんですけど、心の余裕が欲しいです。」

余裕というものがあったら、焦りとかを持たなくていいかなあってたぶん思うと思うんですけど、この余裕っていうものと焦りっていうものは、全然違う運動なんですよね。余裕があるのかないのか、それをできれば目に見える形にして、わかるようにしたいんです。ちょっとやってみましょう。

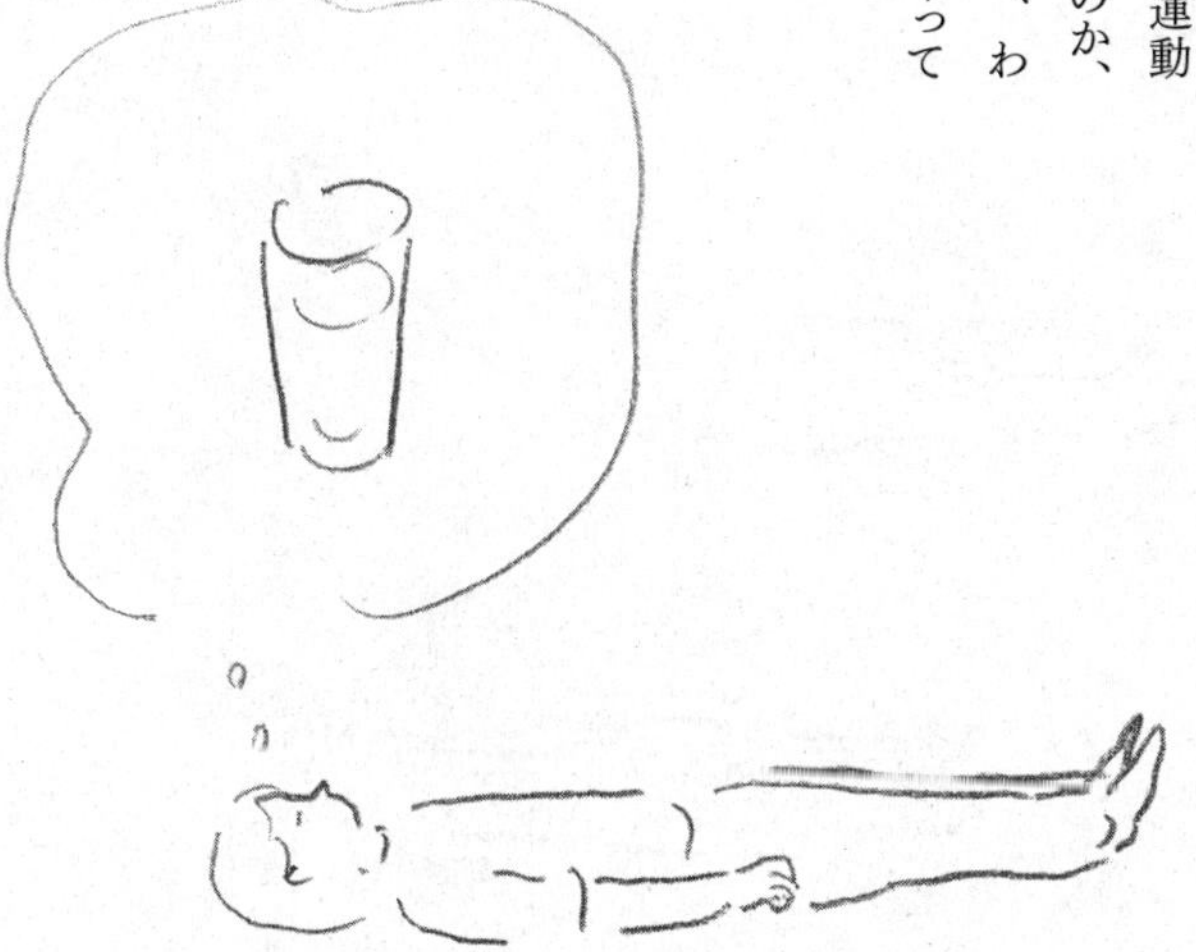

★落ち着く体操1
仰向けになる。頭の中にコップに入ったオレンジジュースがある。今からそれを飲んで、はいと言ったら飲むのを辞める。（十五秒ほど）はい辞めましょう。オレンジジュースは入ってますか？

T「半分入ってて、辞めましょうって言われる前にちょっと休憩してました。」

半分ていうのをどう考えるかなんですけど、半分になっちゃったと思わないということは、体は余裕をちゃんと感じていて、慌ててるっていう言い方がいいと思います。慌ててるというのは体としては頑張ってる状態だから、まずは頑張ったね、と認めてあげることです。てことは謎の時間に対しての焦り、別に誰からも言われてないのに、ああもうこんな時間になったって不思議の国のうさぎさんみたいになっちゃうっていうのは、行きすぎると不安が増大しますよね。こういう不安は少しでも体から外しちゃった方がいい。そういう不安を緩める一番簡単な体操をやります。でもちょっと形が変です。

★落ち着く体操２

脇に両手を入れ挟んであげる。息を吐きながら体を前に倒していって額を床につける。１０数える間、額をつけることを意識する。手はそのまま、ゆっくり戻る。手を離す。

よく作家さんでこうやってお話する人いますけど、無意識に不安感で体を抱えようとするんです。自分も相手も安心したくて話してる、そういう姿勢になります。脇に手を入れて手が温まると、まず頭がホッとして、前頭葉に血が集まると頭がクリアになるんですね。これを同時にやるわけです。こうやってゴロンとして、ただただボンヤリしておく。そうするとこの焦りがちょっと落ち着いてきます。人間て言葉に弱くてまず自分が聞いちゃいますから、一番いいのは自分で自分を励ますことです。余裕あります、頑張りました、とか、過去形にしちゃうといいかなと思います。

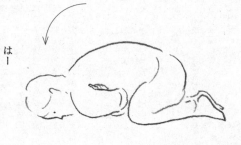

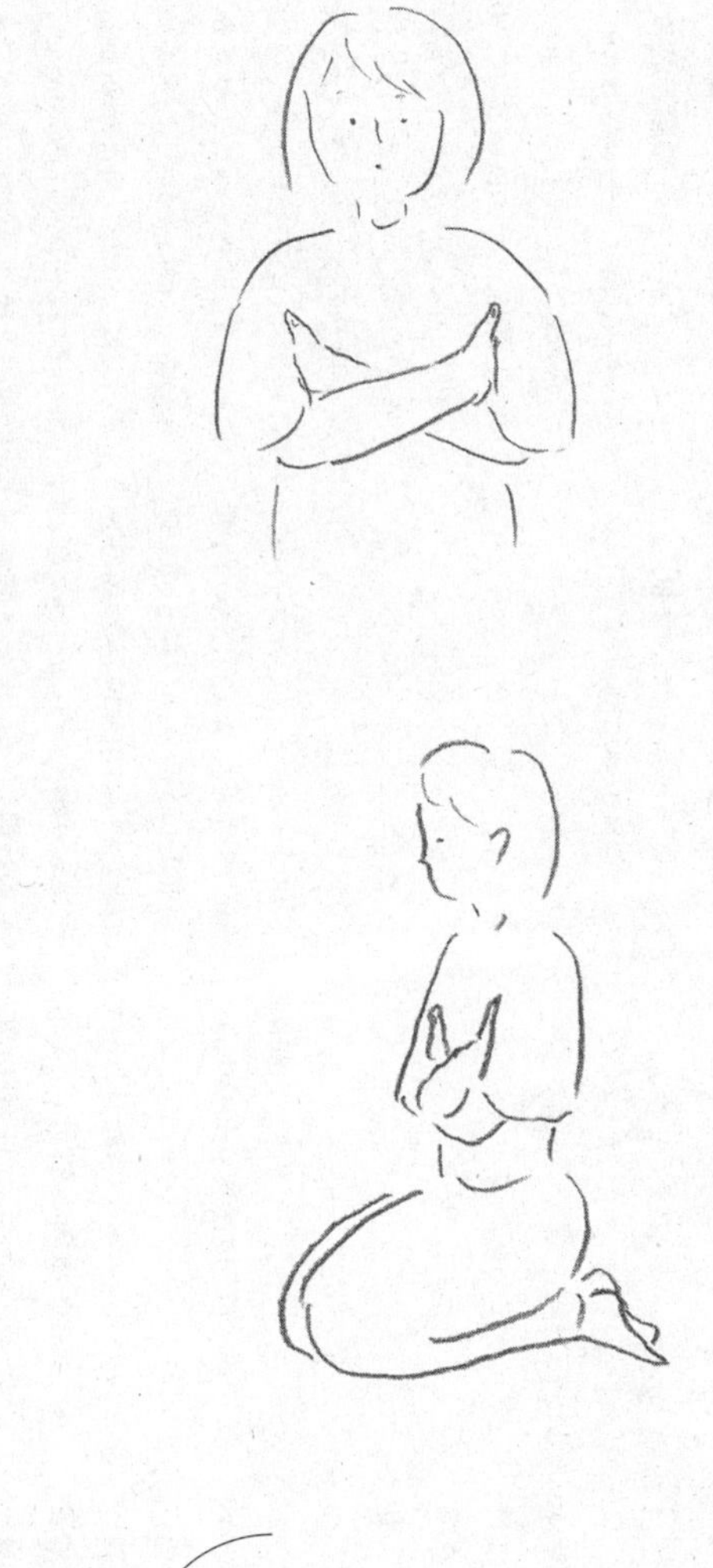

夢のはなし

（国立体操の会にて収録）

A　父が亡くなったときに予知夢みたいなのがあって、それ以来怖い夢とか悪い夢をみると、これも予知夢なのかなって怖くなってしまうんです。

川﨑　えっと、予知夢っていうのは、そうなるかもしれないパターンを常に考えてる自分が先にあるんです。デジャブっていう言い方もしますけど、こうあるかもしれないなあっていうパターンを自分がいくつか練習してるっていうのが人間の生き方なんですね。例えばここに二つ道がこうあったら、右行ったらっていうのもあるし、左行ったらもあるでしょ？　そう考えたところから予測をするっていうのが体の運動なんです。この中に悪夢っていう仕組みもあります。悪夢っていうのは悪いことじゃなくて、良薬口に苦しみたいなものですね。苦いのを飲んで、もっと苦くないことやりなさいよっていうために処理をしてくれるわけです。夢は基本、意味がまったくないです。それよりもお掃除とか、ウンチと一緒って私、いつも言ってます。溜めてると溜まってきて、色々辻褄合わせをしようと頭の中で運動が始まる。ですからよく夢をみてる人と、夢をみない人の運動に差があります。特徴としてはこうやって首の横を触って硬い、胸鎖乳突筋ていうんですけど、ここがカチカチに

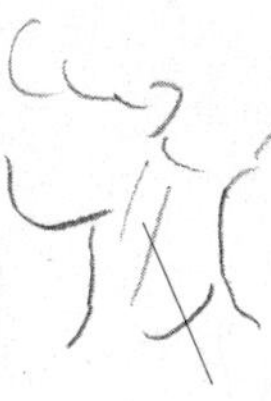

ここ

なってくると悪夢をみます。あと、年齢にもよりますね。女子高生が昨日はこういう夢をみてって一生懸命言ってる場合は、思春期だから夢をみる。てことは（笑）あなたはどうですか？　いま悪夢をみるのは。

A　え？（笑）大人だからですか？

川﨑　いや、夢をみるんだから思春期なんでしょうね、頭の中がね。そしたらやはりそれは終わらせることが大事です。夢を終わらせる方法があります。白い紙を出してください。今日の夜、こういう夢をみたい、それを一つ書いてください。なんでもいいです。

A　雲のうえで気持ちよくお昼寝。

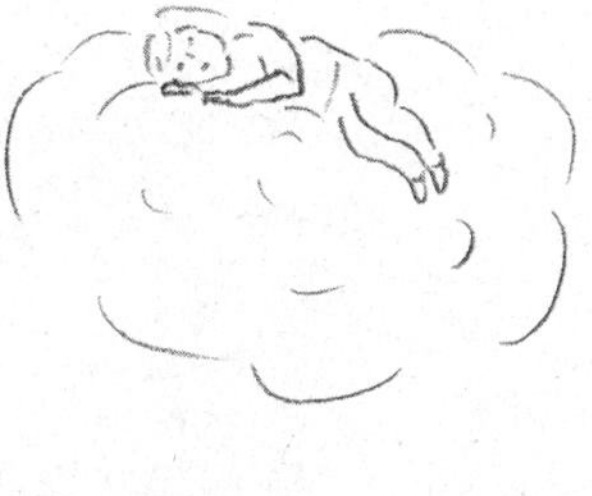

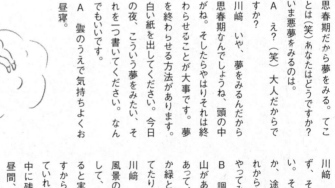

川﨑（笑）じゃあ眠る前に必ず、そう言ってから寝てください。そうすると明け方にみるか、途中で目が覚めます。それからまた寝てもいいですから、やってみましょう。どうですか？

B　調和がとれてる風景で、山があって湖があって、森林があって、色としては白とか青とか緑とか、赤いバラの花が咲いてたり、欲張りですね（笑）

川﨑　いやいや、そしたらその風景の中を歩いているのを想像して、寝てください。そうすると実際に風景の中を歩きますから。歩いてるペースを覚えていれば、朝起きてからも体の中に残るんです。そうすると昼間、そういう景色に出会えます。ちょっとやってみましょうか。どうぞ。

C　音楽やってるんで、出したCDの在庫がまだいっぱいあるんですよ。それで、CDがよく売れ、在庫がなくなり、お金

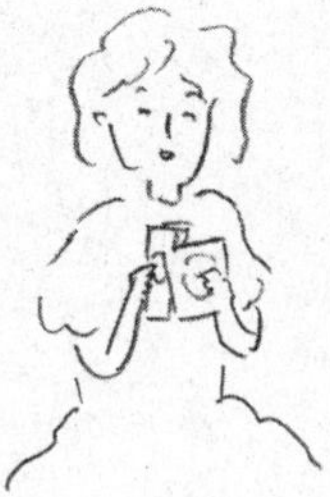

も儲けて、ニッコニコっていう、

川﨑　（笑）わかりました。そしたら、どういう格好で歌っていますか？

C　キュートな服装で、だけど普段着ではない、そういうのがいいですね。

川﨑　そしたらそのキュートな服を着て、そのCDの中でも一番今日、印象に残る曲があると思うんですけど、それを一曲歌ってから寝る。そうすると明日からCDの中の詩も、ちょっと違うように感じますから。子供のときはみんなこうやって寝てたんですよ。明日お友達に会えますように、とかね。こういう習慣をみんないつの間にやら忘れちゃってます。でも、子供のときはこうやって体が大きくなるんです。次を想像すること。もっとこうなりたいなって思ってるから大きくなるんです。心はもっと広くて自由ですから、今みたいにそうしたいなあと思うと、夢の中で調整が起きます。やってみてください。どうですか？

T　薄暮どきの蒼い空の下、ピューンて空を自由自在に飛んで、ロシアぐらいまで行く。

川﨑　やっぱりちょっと願望が強く出てます。ピューンて行くっていうのはすぐっていうのがあるんだからさ、

T　たぶん昨日会社で、距離の近いおじさんがますます距離を近くとってきて、ああ～ってなって、逃げたい（笑）

川﨑　ああ、逃げた先がロシアなのね。わかりました。そしたらこれはもっと簡単に想像ができます。ロシアで想像できるものって今ありますか？

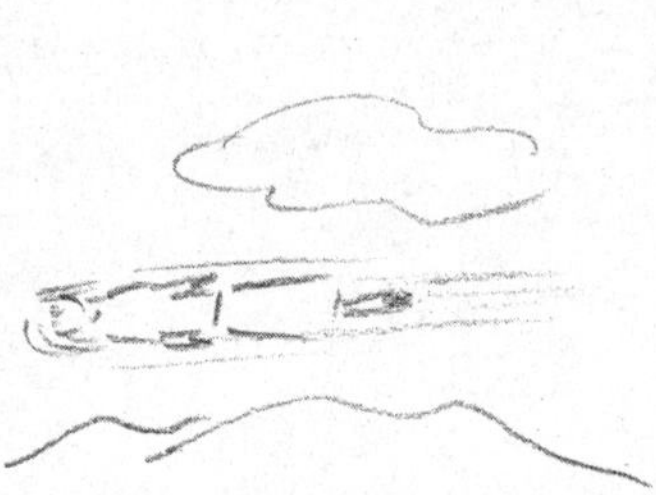

T　ピロシキとか？

川﨑　いいですね、一番いいのはそういうものを買うことです。ピロシキ買って、おうちに帰って食べてから寝る。そうすると逃げられるよ、きっと（笑）それは夢というよりは願望ですね。でも夢を聞いて願望が出る人もいるんだから、これはけっこう夢をみない人のタイプです。願望が言えちゃう人は、夢をみなくても、もう実現していってるから。そういう人は夢の内容が超現実的です。こちらもそうですね。CD売れてやったーだから、もう現実に実現してるから。だけどそこからでも、こうあるといいなあっていう夢を持つことができますので、これが頭の働きを変えていって、悪夢があっても平気になります。こっちを辞めさせるんじゃなくて、こっちの夢をたくさんみる練習をする。そうすると落ち着いてきます。

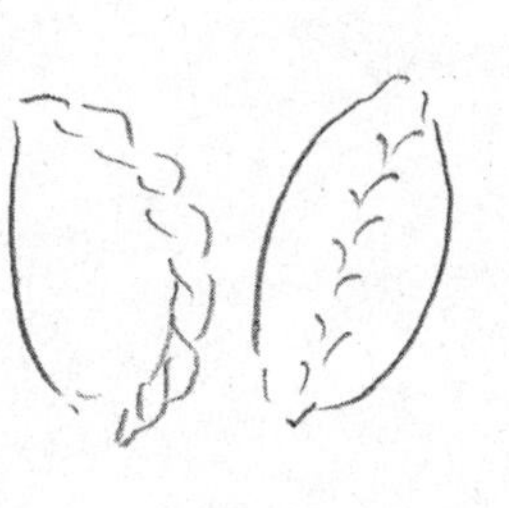

7月19日

Ｅ「手がずっと痺れていて、このないだ、この痺れは何なんだろうって感じようとしたら、お母さん！　って、涙が出るくらい吐き出すように出てきてとっても不思議だった。それは何なんでしょう？」

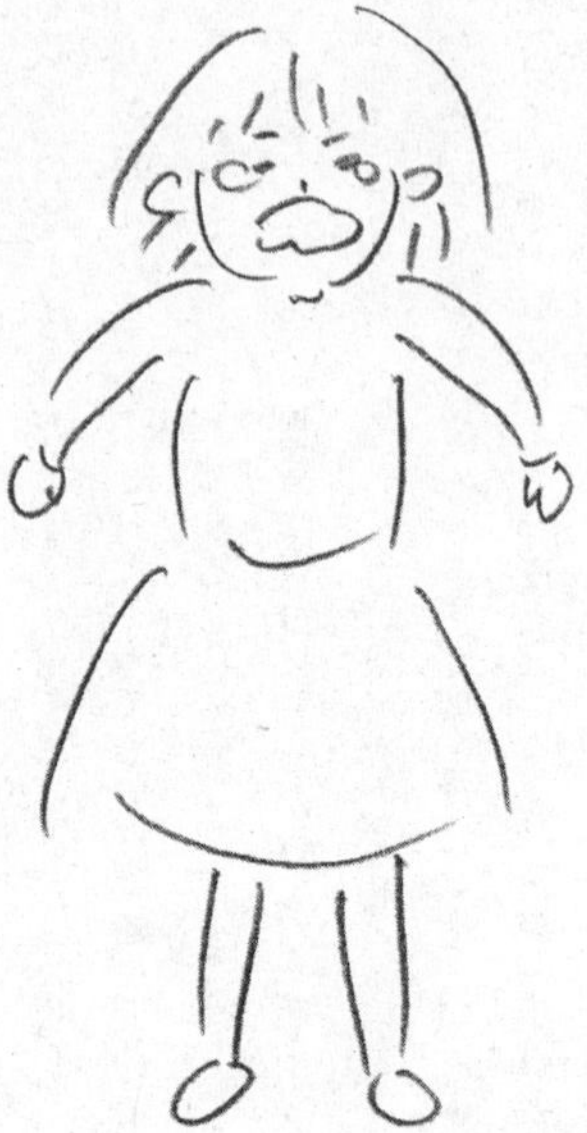

体は生まれたときから今までずっと毎日のことを全部記憶してるんですけど、そんなの覚えてたら大変なので、そのときに気になること以外は一切意識に上らないようにできてます。それが自然で当たり前だっていう考え方を整体はしていて、忘れてることで人間生き延びてるんだって捉えてます。だからまず大事な点はその聞き方だと思うんです。どうして？　っていう言葉は、わからないからで、お母さんが生前、左麻痺があったと。そういう状態であったことは、どうしてなんだろう？　こうやって記憶を辿って、そこから「お母さん！」って言ってる自分に焦点を当てていくと、それがいつ言った「お母さん！」なのかがわかってきます。

Ｅ「すごいちっちゃい感じがしました。すごく腑に落ちることがあって、五歳のときに交通事故にあって死にそうになったんです。ほぼ覚えてないんだけど、そのときにお母さんていうのはすごい存在感がありました。」

じゃあどうして事故にあったんだろうかってところまでいくんですね。小さいときの事故っていうのは大体は親の不注意なんです。それが五歳であれば、その前に不注意を起こさせる状況が起こり得てる可能性があって、だから必死だったりする意識まで再生するわけです。大体妊娠三ヶ月くらいから記憶がスタートして、そこから今までずーっとこの自分のカセットテープが死ぬまで回ってるんですけど、そこと近い部分の刺激がいまの神経刺激にあるってことですね。だからこれは何にも不思議な話じゃなくて、そのときと似たような環境だったりすると、ヒュッと出てくるんです。よくあるのは悲しくなっちゃったとか辛い思い出が出てくるとか。それは十分それを乗り越えられる環境にあるから思い出せるってことで、そこを丈夫にする新しい動きを体が求めてる。つまり、五歳から変わんないところがあるから変えてみようねってことですね。それぐらいに体の記憶は方々に埋まっていて、同時進行的に連動で回復していくから、最終的にその記憶が必要なければまた忘れちゃう。怪我って忘れた頃に治ってることが多いです。そういう運動修正を体がやるものだということを覚えておいて頂ければ。

　これはとってもいい課題ですので、これですこし体を緩めていきましょうか。自分で自分に話しかけて自分で応えていく、これがどう体に変化があるか、やっていきます。何か嫌だなあと思うとみぞおちが反応してくれるんですけど、本人が、はい、わかってますって言ってもみぞおちが硬いというのは体が納得してないってことなんですね。ここに聞いていきます。もうひとつは、何かいまから思い出すはずなんです。思い出したくないっていう人もいるかもしれませんが、思い出した方が体は緩んで楽になります。

★自分に聞く体操

①横になる。みぞおちに軽く左の手のひらを置いて、もう片方も重ねて置く。何を思い出したいですか？　と心の中で聞く。２０数える。

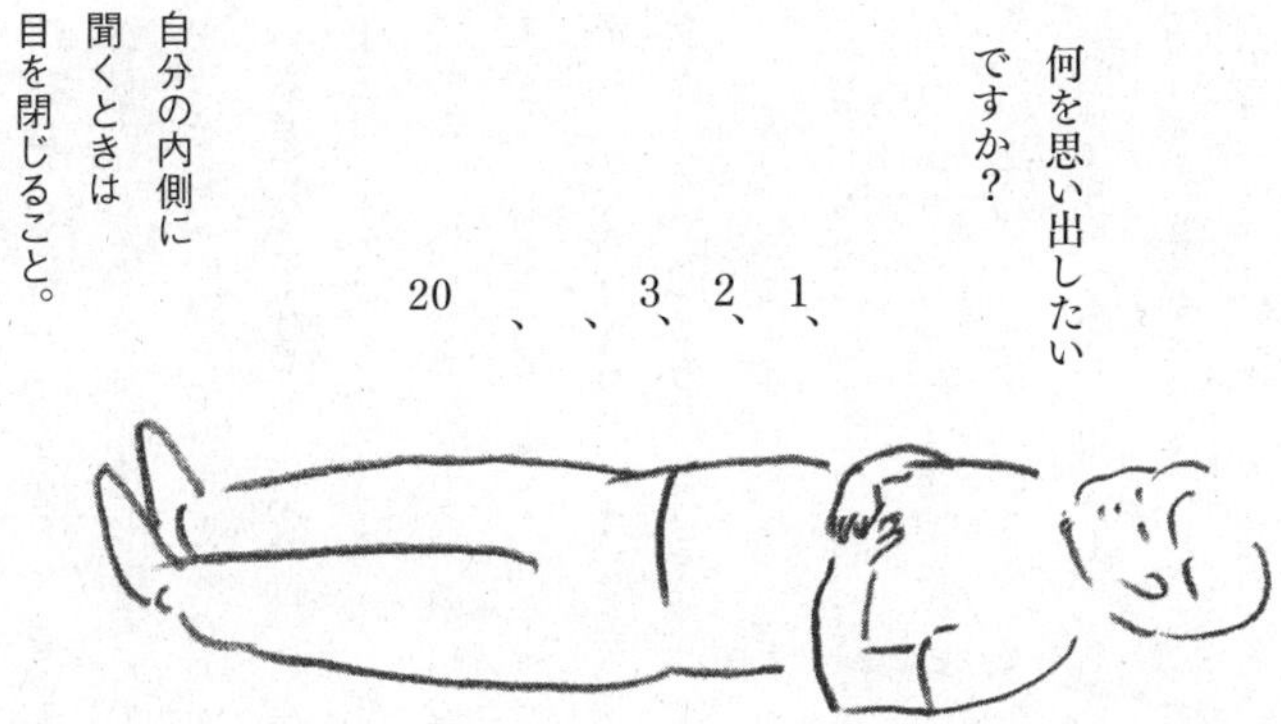
何を思い出したいですか?
1、2、3、、、20
自分の内側に聞くときは目を閉じること。

②ずうっとそのまま聞いててあげる。ここで別の人がお腹に手を置いたらもう一回聞いてあげる。触れられると感じることが違ってくる。話をしている体には手がくっついて、手が離れたら一人でもいいよーということ。5から数えて0になったら手を離して起き上がる。どうでしたか？

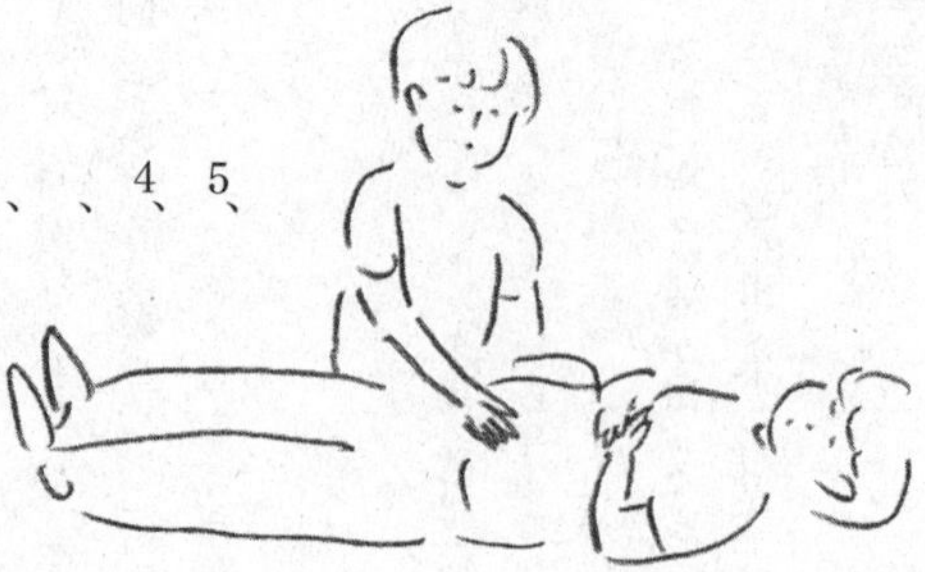

5、4、、、0

T「小さいとき飼ってた犬の笑顔がパーッと浮かびました。最期は冬に寒い車庫で冷たくなって死んでたのを思い出して悲しくなってきました。動物病院の看護婦さんになりたいって言ったときに反対されて、でも動物好きだった～っていうのが出てきました。手を置かれたときは人間の赤ちゃんが出てきた。」

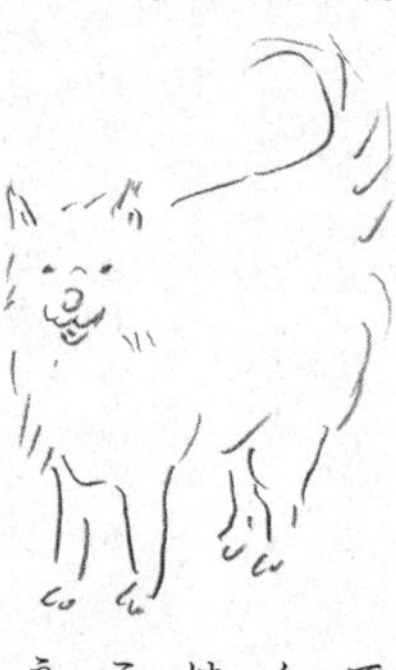

手を置いたら好きだった～っていうのが出てきたんだから、体の方がしっかりと感覚として感情を捉えてるから再生しやすいし、言うと体がまた聞いて何度も何度も動かしてくれる。つまり犬のことを気にしてるときはずっとみぞおちが硬かったわけね。だから好きだって言える方が楽になるし、緩むから涙が出る。これも運動なんです。それぐらいに好きを抑えてる。好きなことはやっていいんです。好きなことは誰も止められません。動物がなぜ好きかっていったら動物は好きに生きてるんです。もうちょっとこの状態を保っておくといいですからそうしておいてください。どうですか？

S「普段考えてる悲しいことを考えていたんですけど、でも深く言いたくなくて、手を置いてもらったときに出た言葉がもっと赤ちゃんぽくて、悲しかったの、みたいな感じでした。」

感情的なものを整理したい欲求がとてもあると思うんですけど、感情は感覚で、考えには変換できないものです。感情は感情のままただ記憶してるんですよ。まず言いたくないってどうして言わなきゃならないのか、つまり言いたいですっていう自己主張なんです。否定の言葉がまず出る人の場合は、私は言いたいことを言うためにはこれだけ準備がいりますよって宣言してるようなもの。

ですからもうちょっと感覚の方に言葉をつけるってことをやるといい。赤ちゃんが出てきたんだから、どういうものかなーと聞いてあげてください。これは考えることじゃなくて感じることだから。どうですか？

E「もうすごくスペクタクル。最初に浮かんだのは大きな花。それから今まで食べた肉の中で最高に美味しかったステーキがバッて目に浮かんだから唾液が出るくらいに嬉しくなった。その後に出て来たのがヤマタノオロチとか暗黒の世界。手を置いたときは冷たくて、一回死んだ感じ。最後に出てきたのが夜明け。だけど全然不思議ではなくて、怒りっていうのは出すことで解放してるのが最近わかる。今かなりスッキリしてます。」

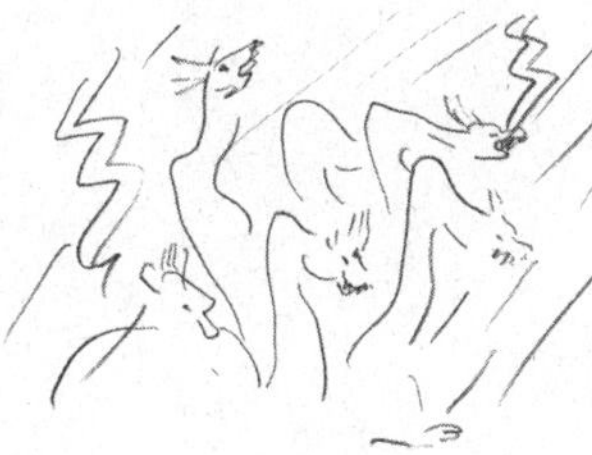

部分部分にそうやって色んなものを記憶してることがおわかりになると思います。つまり体は常に反応でずうっと記憶を蓄積してるんです。これはある程度いい状態で出てきてますから、そのまま思い出して頂ければいいです。つまり整頓しない、系統立てをしない。体っていうのはそんな記憶の仕方をしてます。どうですか？

T「犬が冷たいところで死んだのが可哀想だったなあと。」

　だからこれが大事な点です。そうさせてしまったっていうことと、自分が好きなことが記憶として混在してる状態がそうしちゃいけないって蓋をしてるわけね。これが心の中の運動の激しい点。好きなことと我慢することは全く別物で、好きは好きなままやってけばいいし、我慢もしたければしていいんです。色々と自分じゃないものとの関係性から気持ちの複雑さを生んでますから。

　みぞおちに手を当てるってなかなか効果があるでしょ？　これくらい人間て微妙にできてて、ちょっとしたこともフッと嫌になったり、ちょっとしたことでホッとしたり、それを両方持ちながら生きてる。これによってだいぶみんな温まって緩みましたね。やはりみなさん女性なのでこんなにすぐ動いてくれますけど、男性は体の構造上感情的になりにくくできててなかなかこうはいきません。でも女性は想像して色んな人のことを思いやったり、とてもきめ細かい生理機能ができあがってますから、それだけでいいんです。Sさんがおっしゃってたみたいに考えるっていうのはいらないよ。泣く運動で言うならば泣く理由があるんだから、そんな聞き方の方がいいかな。

S「これでいいのだって思いたいです。自己肯定感をいますごく、得たいです。」

体の感覚から言葉を使っていると自分の言葉が出てきます。Sさんの体中にSさんを支えてるSさん達がいて、ここひとつひとつが言えるようにしていくことが自分の言葉を話すってことなんですね。これでいいんだっていう言葉ね、これちょっと複雑な言葉なんです。感覚器が集まってる目とか鼻とかお口っていうのは忙しくてすぐに混乱を起こすんですけど、触感っていうものは意外とそこから自由で、触れることによって体はサーッと反応していきます。自己肯定感てちょっと難しいのでもうすこし自分の言葉をわかりやすくしてみようかな。そこと関係があるところに手を置いていきます。後頭部になりますけど、特に左側が硬くなってくると、まず自分はダメだ、というふうになってくる。つまり自分がダメだと考えたら後頭部が硬くなるのではなくて、後頭部が硬くなると自分はダメだっていう発想が生まれてくるんです。他の人に触れてもらうと刺激になるので、やってみましょう。

★左を緩める体操 1

一人が仰向けになって目を閉じる。もう一人が左の後頭部に手のひらを置いて、もう片方の手は自分のみぞおちに当てて楽な姿勢をとる。受ける人はただポカンとする。おこなう側も目を閉じてボーっとする。受け手の顔がちょっと緩んでおこなう側の息が緩んでふうっと楽になったら手を離す。起き上がる。

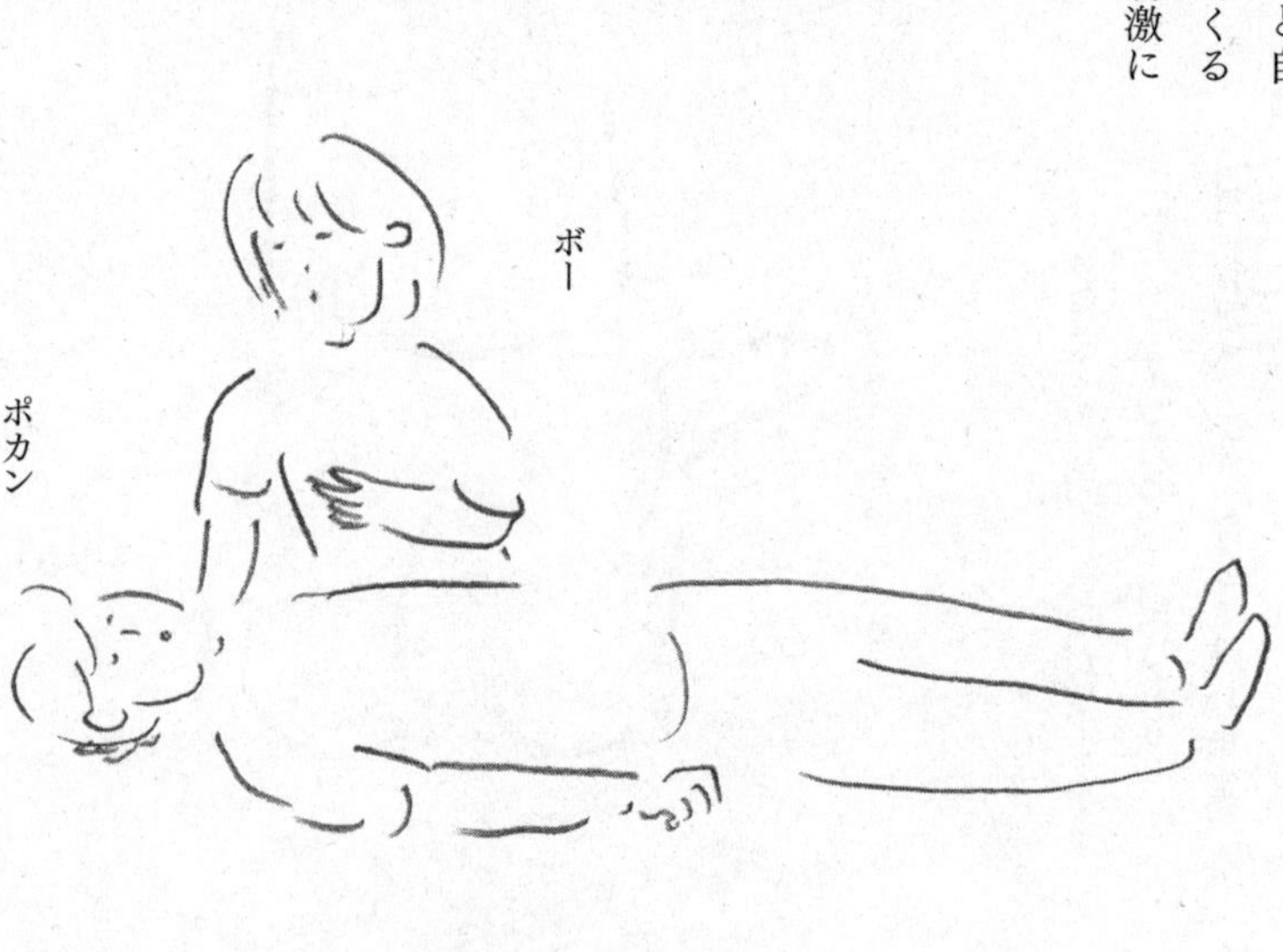

★左を緩める体操２

硬い人が一番前に正座で座る。後ろに座った人が左の後頭部に触れてあげる。もう一人、もう一人と後に続く。目を閉じてボンヤリする。１０数えてゆっくり離す。

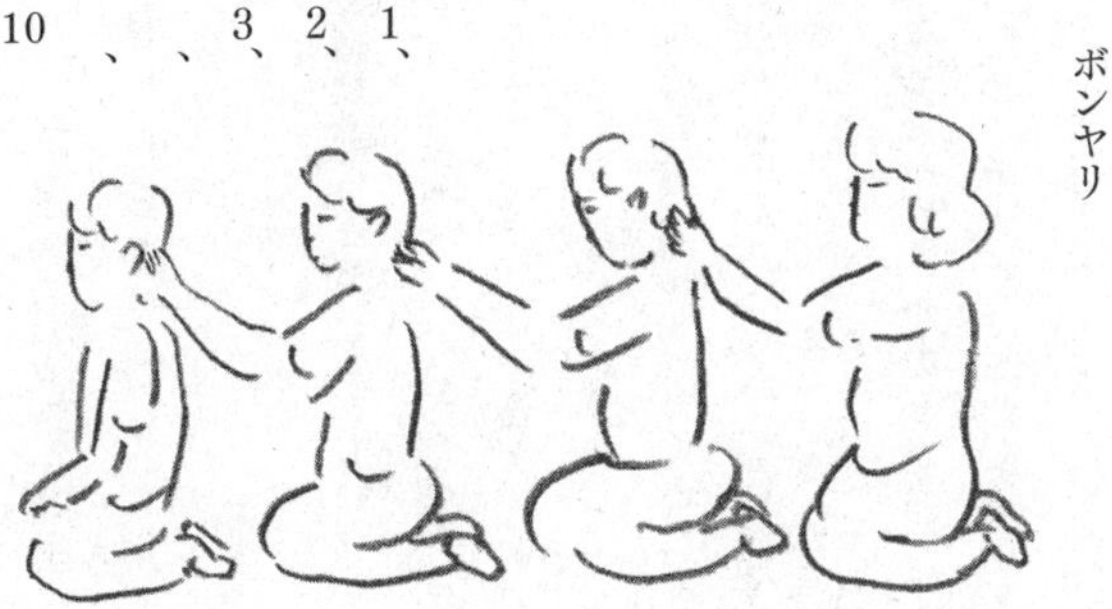

★左を緩める体操３

一人でおこなう場合は左の後頭部に手を当てて、片方は眉間に当てて、ポカーンとする。

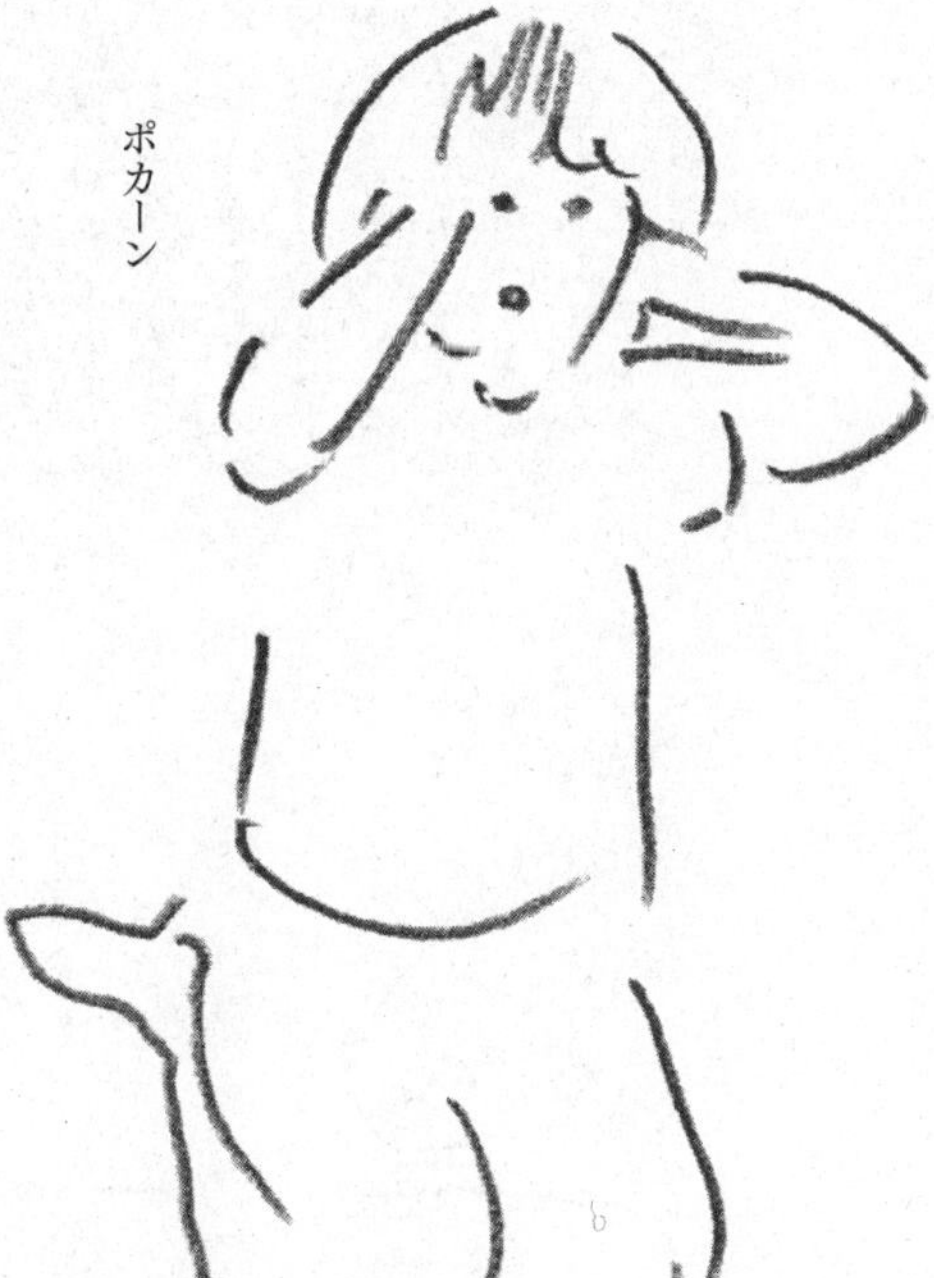

いまだいぶ感覚的に言葉が使えるようになってきましたね。今度はもうひとつ、自己肯定感とかの部分に触れます。左の骨盤の上です。

★左を緩める体操 4

一人がうつぶせに寝る。もう一人が左の骨盤の端っこに腸骨の端っこがあるので押してみる。もうちょっと上の方に柔らかい角っちょがあるので押してみる。痛くないところが自己肯定感。触れる人は目を閉じて左手に正確な場所を教えてもらう。

右手をその上に乗せて腕ではなく腰から押してあげる。もっと押したくなったらもうちょっと体重をかける。もっと押すときは腰を浮かせて膝立ちになって上から押す。

腰を使ってゆすふってあげる。二人とも緩むので、緩んだなあと思ったら離す。

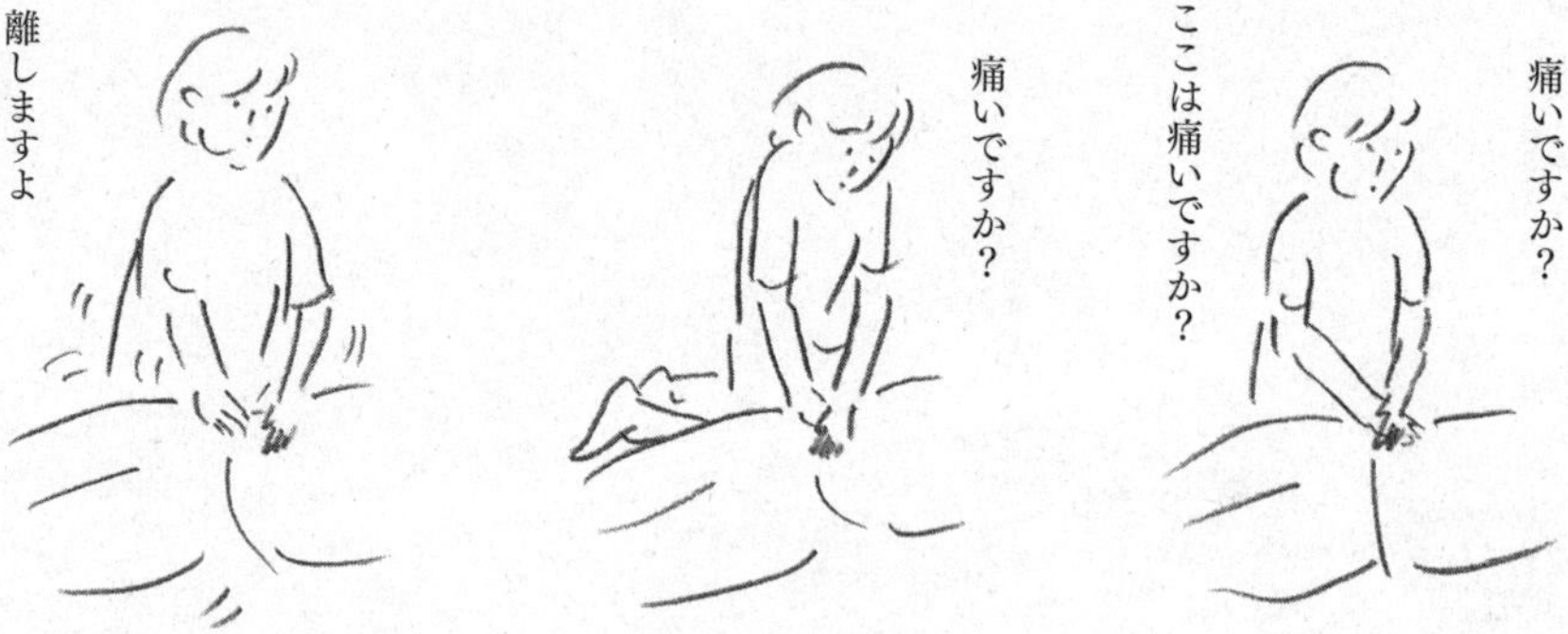
痛いですか？
ここは痛いですか？
痛いですか？
離しますよ

たぶんいま頭が働かないはずです。つまりSさんは頭で考えてなくて何か言われると左の骨盤がすぐに閉じて、聞きたくないってなる反射が速い体です。緩んだ後なら人から言われたこともスッと入る。ですから、どこか硬かったらここを揉めば自己肯定感ていうものはどこかへ飛んでいきます。自己肯定感なんて最初からないんです。Sさんにとって自己肯定感ていうのは責任ていう意味で使っていて、重さがあるわけです。Tさんにとって我慢ていうのは好きっていうものの入れ物の蓋に使ってた。でも体も心もコントロールはいらなくて、ほんとは自由なんです。いま重いのは嫌だなって言えるんだから、軽くしていけるってことがわかる。好きっていうことがわかったから、嫌いなことはやめればいいわけです。これはすごくわかりやすいことですから、体からの言葉っていうのがこういう形になります。

8月24日

整体には季節で体をみる見方があるんですけど、夏場は本当に活発に代謝がいい時期で、こういうときの時間は濃厚に感じて体の中にしっかりと記憶が残りやすいんです。暑さのピークを迎えた後の体は一気に変わるんですけど、七、八月とくると大体年末位までの雰囲気がわかる感じがあります。体はまだ暑くて活発ですけど年内のことはもう半分以上は終わったんだなっていう考え方を持つ、そういうものの見方をしてると、その先の運動がわかるような体になるんです。猫は暑さのピークになると換毛して冬の準備を始めます。暑さのきっかけで冬がわかる、人間の体もこれと同じ仕組みなので、八月の体は年内の自分のやることを知っています。ちょっと先の自分はどうしてるかを体に聞いてあげましょう。そうすると、教わることがどんどん出てきます。もう行動しちゃったっていうのがどこに集まってるかっていうと下半身です。女性の場合は鼠蹊部《そけいぶ》なんですけど、ここが色々と覚えてます。

★来年の自分を知る体操 1

仰向けになり股関節に手を当てて、足を腰幅に開いてポカンとする。鼠蹊部から少し上の右の腸骨に手を当てて、フンワリ柔らかく温かくなる感じを想像する。今年は何ができたかな？ と腸骨に聞く。右手はそのまま、左手をおへそに乗せてもう一度聞く。何か浮かんできたら、ゆっくりと左手から離して起き上がる。どうですか？

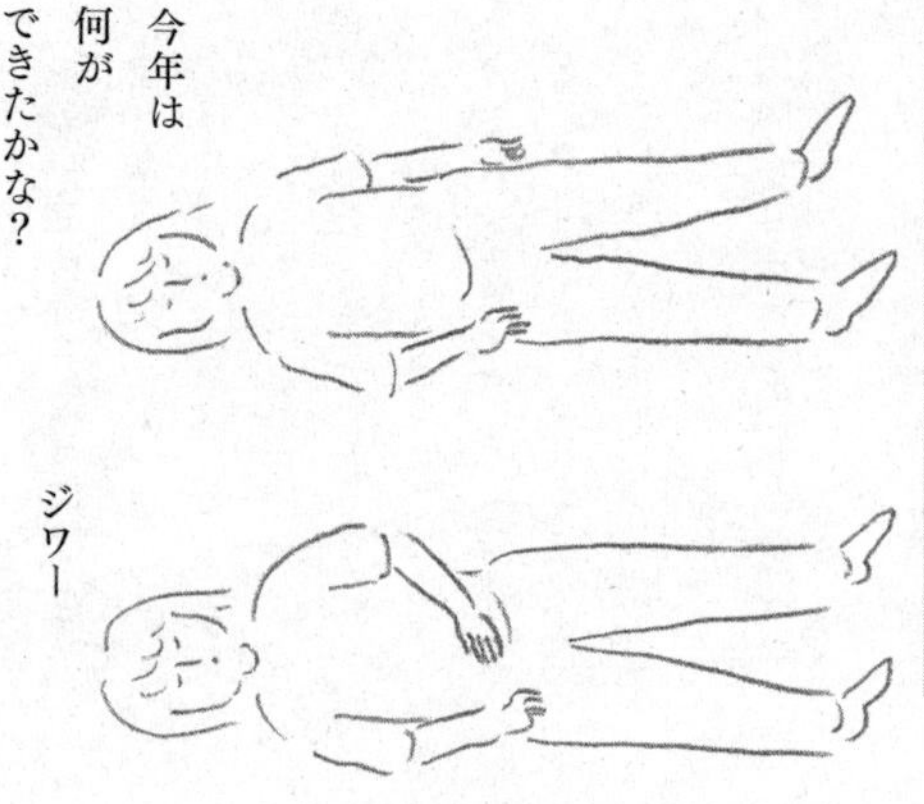

E「走って泳ぐとか、結構ハードに運動してる感じがあった。あと光がすごい。飛んでる感じもあった。山越えて夜明けを見てる感じ。大きな空間の中にドーンといる感じ。」
T「いつも見てる職場の近くの空が浮かんだ。毎日通ってるけど仕事とか居場所とかがどんどん変わってきてて、じっとしてるんだけど晴れ渡ってる感じ。」

下半身の言葉ってほとんどが動詞なんですよ。下半身はもともと言葉を持ってない部分なんですけど、行動したことしか変化がないっていうのが人間の生き方なんですね。行動力は足を動かすようなお腹の働きがあるかどうかっていうふうにみます。丹田といって、下半身に中心があるんです。鼠蹊部は動かそうという指示が出やすいところで、右の腸骨の内側は、お腹のコントロールをするところなんです。ですからここにきいてみましょう。Eさんは、乗り越えたっていうことですね。乗り越えようとしてたことがもう乗り越えてしまったことになっ

てるのが来年なんですね。Tさんは、晴れ渡ってるっていうのはまだ下半身の言葉じゃないんですね、視界の話だから。どんな動詞が出てきたか。どうですか?

T「新しく関係をつくって、状況が変わった。居場所が、居たいところに。」

下半身から出て来た言葉がありました。もう変わっちゃった、来年はもっと変わっていくっていうこと。ここからは新しい年、私はどう変わったかって聞いてあげるんですね。そうするといまの夏の自分がもう来年のことをやろうとしてますから、具体的に今日とか明日の生活が変わるんですね。来年の私をちょっと想像してみます。

★来年の自分を知る体操2

座って手をカップにして目に当てて目を閉じる。一年後の私がどうしているのか目の奥の方に探していく。手を緩めながらおこなうこと。出てきたら目を閉じたままゆっくりと手を下ろす。鼻でゆっくり息を吸って、ちょっとこらえて肛門をギューッと閉める。口からふーっと息を吐く。目を片目ずつ開ける。何をしていましたか?

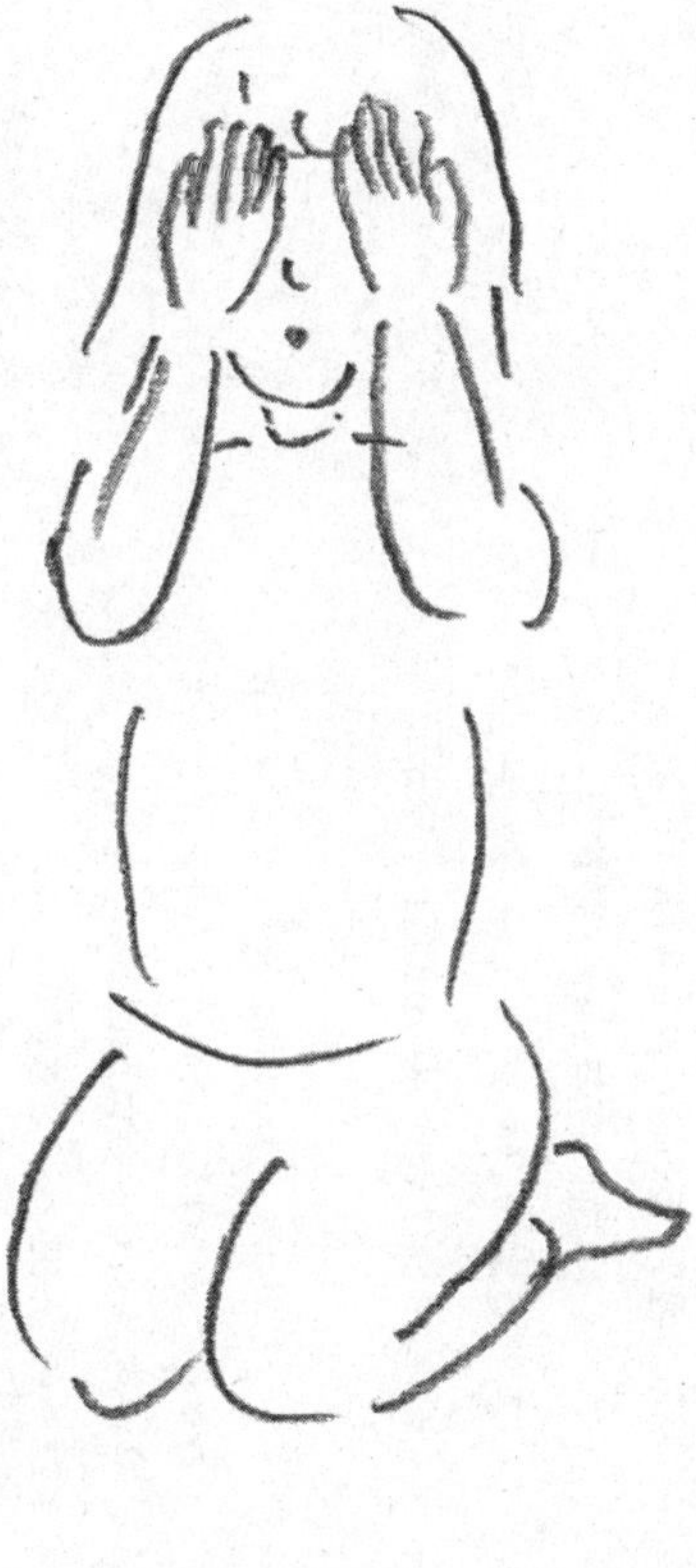

私は何をしてますか?

E「すごくこねてた。何かをつくってるような気がした。楽しくてしょうがない感じ。」

T「もう会社にはいなくて、ヒラヒラしたいい色の服を着て自立してて自由な感じで立ってる。あとは居たいところにいますね。」

　Eさんはこねたいんです。これが下半身の言葉で、全然難しい言葉じゃないです。Tさんは居たいところがある。次に行くところがわかってるってことだと思います。これぐらいにリアリティがあるんですよ、一年後の自分。目の奥にグッと力が集まると、お腹のところまでつながってて下半身がしたいものが引き出しやすい。二人とも一年後の自分のことがわかりましたから、そのために何をするか聞いていきます。今日、体の中で一番気になるところはどこですか？

E「足の裏が気になる。左足が常にかゆいところがいっぱいあります。」

T「三日前ぐらいに帰宅中なんとなくお腹を触ったら急にしこりができてて、いま、これが気になってます。」

　わかりやすい（笑）　Tさんはそのしこりに「好きな居場所に行くにはどうすればいいですか？」って、手を当てて左を下に横になって聞いてください。しこりが絶対教えてくれる。Eさんは、足の裏は行動力と関係がありますから、手で触って、手が止まるところを包んであげる。「今日からできることあるかしら？」って聞いてあげてください。どうですか？

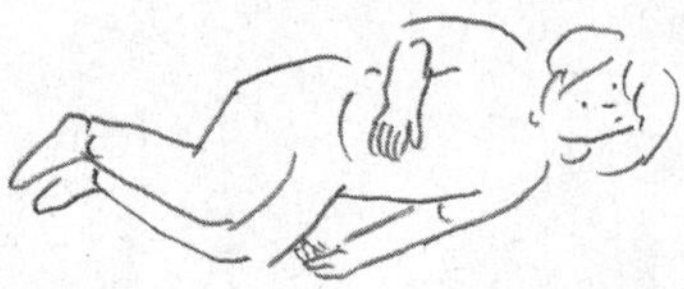
どうしたらいいですか？

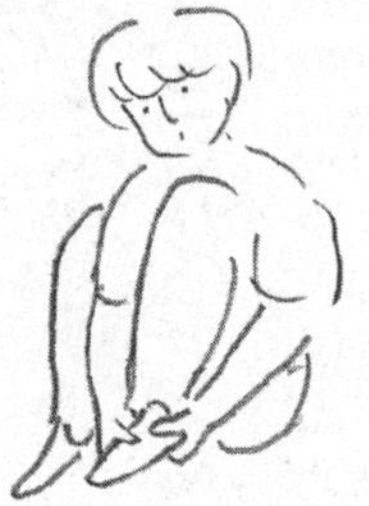
どうしたらいいですか？

E「力でこねるんじゃなくて、頭のてっぺんだって言ってました。そしたら繭玉の糸をフワフワ膨らましてるようなとても軽い感じになってきた。力を入れなくても大きなものができてくる感じ。」

T「毎日見てる止まった部屋が浮かんで、台所の食器棚の辺りが嫌な感じ。職場で持たされた食器とかが適当につめこんであって、こだわりがない。もっと言うとその食器棚の手前に失敗した父親の詩集が積んである。しかも母親のお金でつくったやつ。」

（爆笑）そこの空間て自分の家の中なのに、タブーの世界をつくっちゃってるんです。人から押しつけられるものって、そこだけ死んでいくんですよ。だから止まってる。そうじゃなくてそこに面白さを求めてるわけだから、ちょっと変えた方がいいんじゃないかっていうことですね。面白い人はどういうところがよく動くかというと、人を喜ばせたいなっていう骨があるので、ここをとにかく刺激していくこと。人の笑顔とか笑うのを見るとホッとする、そういう人の運動です。

★面白くなる体操 1
（Tさん向け）

立ち上がる。膝をできるだけギューッと落としていく。そのまま手をグーッと前に出して体重を前にかけていく。あごを引く。10数えて戻る。

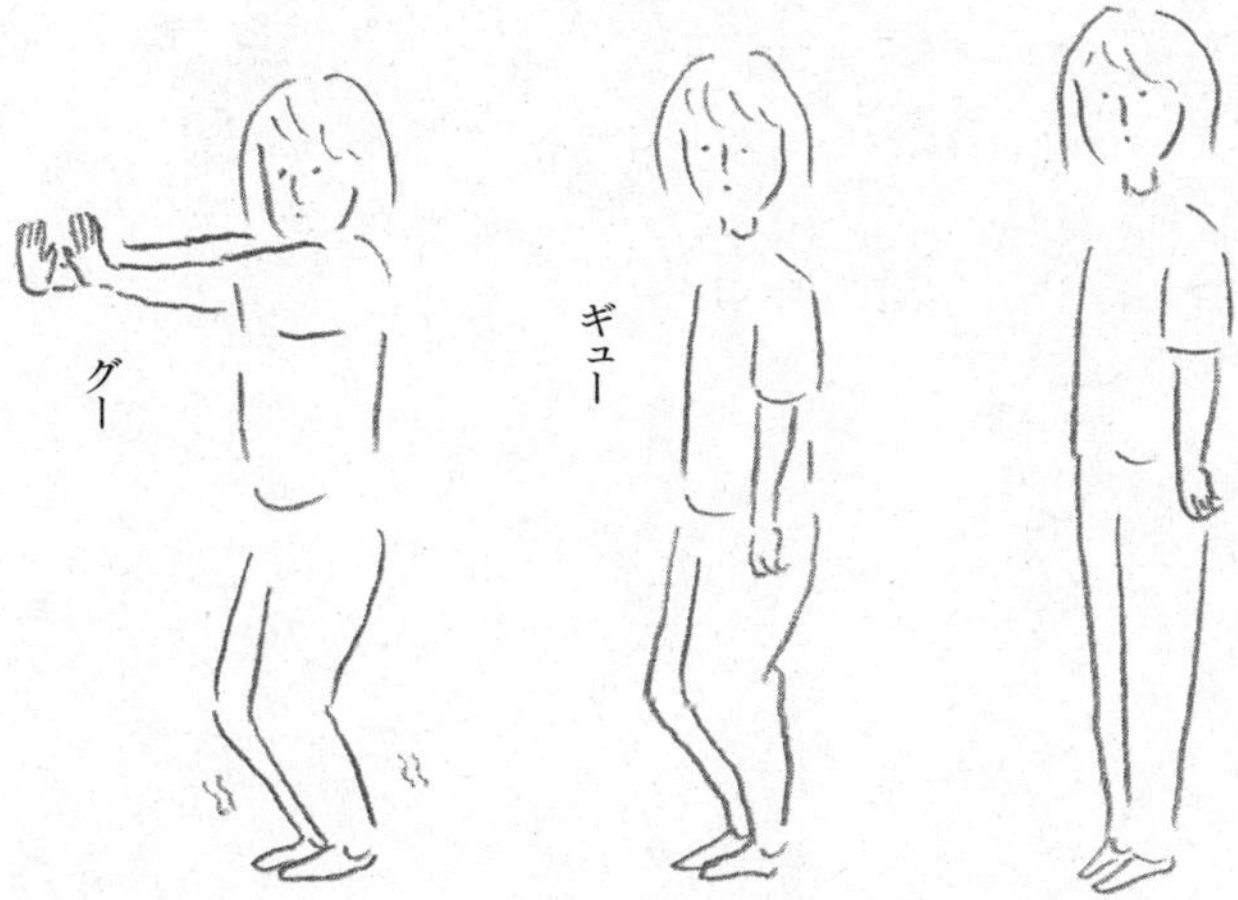

★面白くなる体操 2
（Tさん向け）

「あいうえお」と言ったときに、自分が好きだと感じた音で笑う。

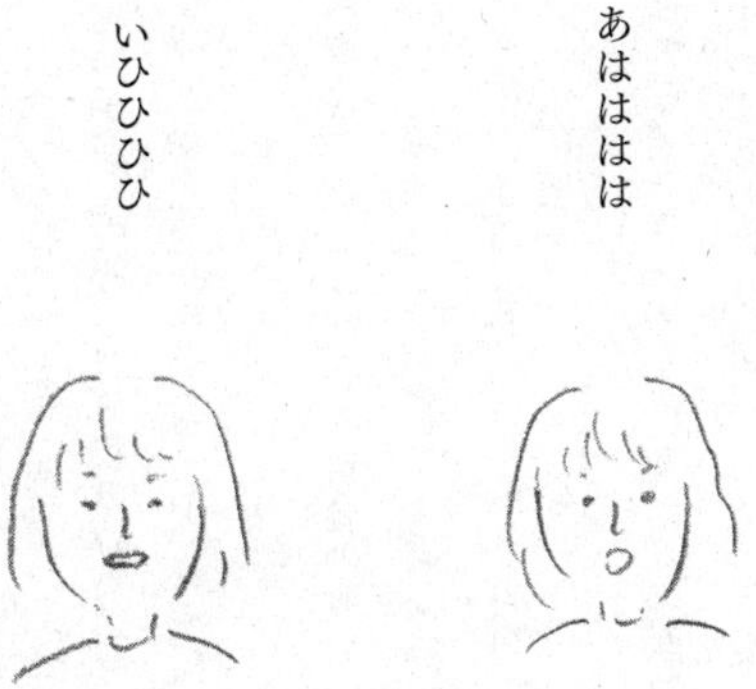

東京には、まじめで力が入ってる人が多いんですけど、力を抜くことが大事です。面白い人って、すごく前に進む感じがある。これで重心がちょっと変わって、さっきよりだいぶ緩んでます。笑顔は実は自分でつくっていくものです。面白いもの見たいなーではなく、まずは自分が面白がる運動になれば、面白いものも目に入りやすくなってきます。

こねる、乗り越える、軽くする。これに関係があるのがおへその裏の骨で、ここが色々なものを真剣にまっすぐ捉えて、そうはうまくいかないよ、みたいに捻れちゃうんですよ。これは体を捻る運動で変わってきます。

★準備運動

正座して右と左、息を吐きながらゆっくり捻ってみる。おへその右と左を触ってみて、硬い側が重い側。そちらにギューッと捻ってポッと離す。三回繰り返す。

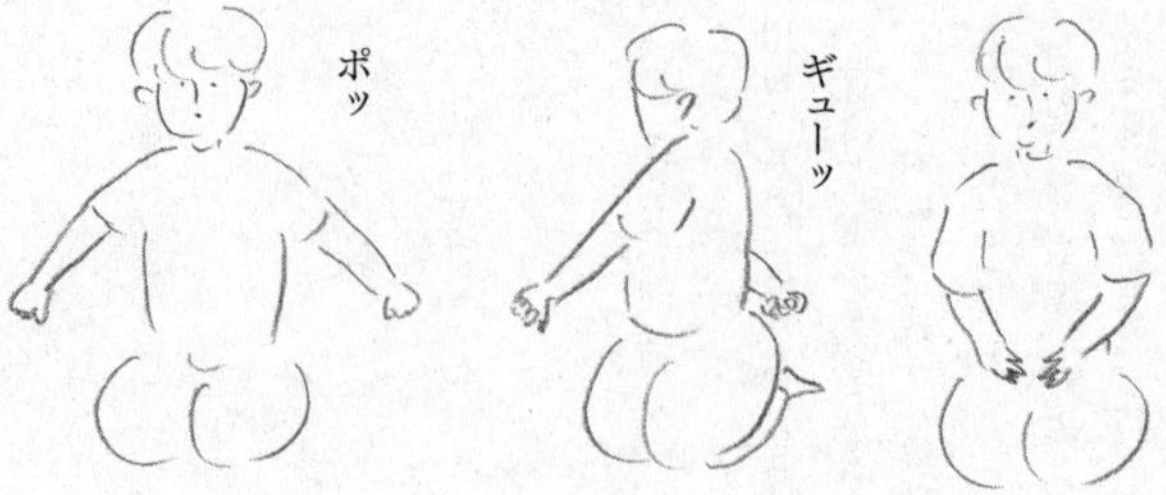

★軽くなる体操
（Eさん向け）

立って捻りにくい方に三回捻る。片足で立ってバンザイする。片足立ちで屈伸をするともっといい。これでちょっと気持ちが軽くなる。

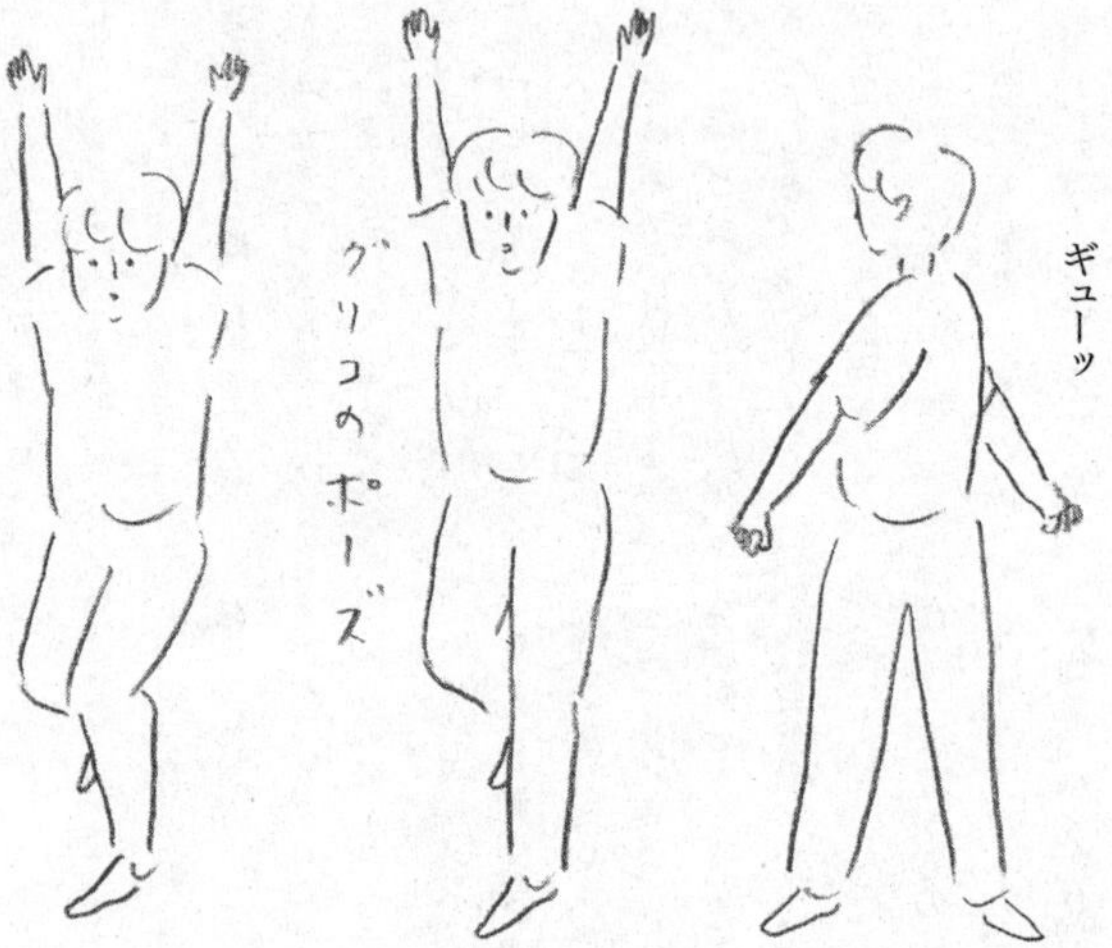

阿波踊りとかみんなそうなんですけど、引く踊りで、空をつかむ感じなんです。で、つかんでるものどんどん柔らかくしていく。こうしてる間に足をなんとかしたくなって前に出ちゃうわけ。ポイントは肘を肩の高さより上に上げること。そうすると気持ちが上がってきます。

こんなふうに、下半身の言葉を探っていくと体が納得する運動が出てきます。

プレゼント問題は結構大きくて、体はそうしたいのを頭が止めるっていう連鎖が起きる。でも、下はとにかくしたいことは決まってる。上半身と下半身の速度感が変わってしまうことで気の巡りが変わって体を壊すことが多いので、下半身の動きを上半身に伝える運動をすると、体と心のバランスが変わってきます。

眠りのはなし
（国立体操の会にて収録）

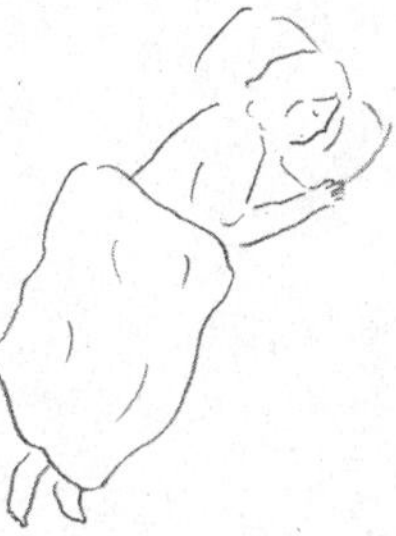

川﨑　八月はほんとに暑くて、いますこし暑さのぶりかえしがありますよね。だから体自体もちょっとずつ、だるいなあ、ねむたいなあとか、秋になればなるほどそんな感じになってきますから、

B　ねむたくなるんですか？

川﨑　色々ありますね。寝ても寝ても眠いっていう人、それから夜は目が冴えちゃってお昼間眠くなる人。とくにエアコンが効いてますから、体のリズムもエアコンに合わせちゃったところから、外の暑さに合わせようとするとなかなか大変でね、夜に目が覚めちゃう人はしょうがないなあと思って、起きてそのままちょっと何かやってから横になるとかね、みなさんどうしても時間に合わせて生活リズムつくってますから、そんな感じにしてもらって。あと、二度寝っていうのがあります。二度寝って結構気持ちいいですよね（笑）だけど整体だと、体がたるんでしまうので控えようって言ってますね。二度寝をしてる頭っていうのがあってね、こう、後頭部を触ると、首の付け根から頭の上の盆の窪らへんがたるんで、ブヨブヨになってくる。立ってる状態だとわかりづらいんですけど、横になってこう触って、ここがちょっとブヨブヨしてんなあって思ったら二度寝のしすぎ（笑）そうするともう、起きてんだか寝てんだかわかんない感じが昼間に起きてきます。だからできれば二度寝をなくす。あとは一回目が覚めたら一回起き上がること、これが大事なんですね。目が覚めたら起き上がるっていうのをやれるかどうかっていうとこかなあ。意外と十代二十代の人でも、できなくなってる人がいます。年齢関係なく横になったまま動けない人も多いので、とにかく起き上がって、さて自分は何をするのかっていうのが、次は自分の体の中で点検になっていくということになります。

C　二度寝するのはいけないことですか？

川﨑　いけないことはないです。ブヨブヨしてるってことは余力があるねってことなんです。ブヨブヨと聞くと、どんな感じがしますか？

C　水が溜まってる感じ。

川﨑　（爆笑）例えば赤ちゃんのお腹とかって、プルーンって、パチパチっとこうね、柔らかいけどフワフワな感じがする。だけどビール腹はどうですか？　なんか溜まっちゃった感じがする。つまり余剰であるっていうことです。寝すぎるとたるんだ感じが皮膚にしてきて、それが後頭部に出てくる。だからよくないというよりは、余ってますよっていう証拠にそこがたるんでくるんです。

C　体力が余ってるんですか？

川﨑　その通りです（笑）だから寝ても寝ても眠い人は実は、運動が不足していると同時に働きなさいっていうことなんですね。食べる人もそうです。余計に食べちゃう。もうお腹いっぱいだわ、と思っても、苺あと二個残ってるなんていったらパカパカっと食べるでしょ？　このちょっと余計に食べてる分が体力が余ってる証拠なので、これを控えればいいです。もっと言うと苺五個のところを三個にすればいい。グッと控える。そうすると余計になんか動き

たくなる、これが体の仕組みなんです。つまり働かないと人間ていうのは健康の維持ができない仕組みになってます。休むとか安静にするのが大事な時期にはタイミングがあります。病気の経過後、熱が出ちゃった後とか、手術した後とか、こういうときはもう安静にしなきゃいけない。だけど通常生きてる間は安静にすると、ビロビロになってくるんですね（笑）ですから、余ってるわ！ってとにかく何でも思ってください。たとえば何か食べて、もう一個食べたいって思ったときは、うわ、体力余ってるわって（笑）寝てみて、もうちょっと眠たい、あ、これはもう一個余計に動かないとぐっすり眠れないわ、そういうバロメーターになるってことです。欲求っていうのは常にそういう働きなんです。子供のときはあれしたいこれしたいっていっぱいあるでしょ？これは体力があるからなんですね。

A　あの、眠くなって昼寝すると必ず後悔するんです。昔から昼寝すると起きた後に頭ボーっとしたり頭痛がひどくなったり。いい昼寝の仕方ってあるんですか？

川崎　まず思い出していただきたいんですけど、子供のときって寝かされたと思うんです。早く寝なさいって電気消してね、朝はもう起きなさいっていって起こされてることがほとんどです。これが大体、日本での眠りの習慣をちょっと難しくしてるところがあるんですね。合わせて起こされて合わせて寝かされるっていうのが体の中にあるもんですから、こういう子供のときのものっていうのは一生出ちゃいます。眠りに対していい印象がない。そういう習慣でこの年齢まで寝続けてるから寝溜めが何十年もずっと溜まってるんですよ。これはやはり運動として捉えると、心地よく眠りがあって寝覚めがいいっていうのはひとつバロメーターになる。眠りの質ってことなんです。それで言うと更年期以降は生理がないもんですから、体を温める調整作用を自力で起こさないと、女性の場合はすぐ冷たくなってしまったり、動けなくなることが多いんですね。だからまあ家事のいいところは、ちょっと動いて休んでちょっと動いて休んでをずうっと続けるっていう、そういう習慣ですね。そのほうが眠りが深いけれどスッキリ目覚めて睡眠時間が短くなります。いま夜はどれくらい眠ってますか？

A　五時間くらい。目が覚めてしまって。

川崎　その年齢だと通常です。ですからもっと動けってことですね（笑）そうすると、動かし方です。どうやってメリハリをつけるか。例えばサラリーマンの人は眠りの時間は七時間から八時間です。労働が十時間以上あったりしますから、働きすぎってことね。日本人は世界から考えてもちょっと働きすぎなんで。あと重労働の人は食べる量が多いので、眠る時間は短いんですけど、ぐっすり眠れる方が多いんです。体のリズムでいうと、人間が一回でぐっすり眠れる時間の単位は九十分です。これは赤ちゃんのときから変わんない。五時間がスッキリしなくて、しかも目覚めたときに、あ～みたいな感じがあるんだったら（笑）分散させるのはいいかもしれないです。とくに六十歳以降だったらお昼寝をお勧めします。

A　なんかでも、これもやらなきゃいけないのに時間がもったいないと思いながら昼寝してる。

川崎　それはお茶碗の一個でも洗って休む方がまだいいかな。立って座るくらいの疲労かもし

れません。わざわざ横になるとくたびれちゃうかもしれない。主婦の方に多いんですけど、台所のテーブルの上でつっぷして寝ちゃう。あとはコタツでみかん食べてそのまま寝ちゃうとか、それが一番ぐっすり眠れる。家計簿つけて、あ〜って寝ちゃう。そういうのが実は気持ちがいいわけです。

B　本読んでると疲れてきて寝ちゃいます。

川崎　いいですね、それはちゃんと本による誘導を自分でやってるわけです。できれば昔の古典とかいいですね、万葉集とかわけわかんないやつを（笑）読んでると寝ちゃうでしょ。そうやって頭の疲労と体の疲労を合わせてあげる。体の運動量と頭の疲労がバラバラの人がいま多くて、頭はずうっと過敏なのに体の運動が不足してる人が多いので、眠りがうまくいかない人が多いです。本のいいところは、例えば新聞なんかだとインクの匂いで安心して眠れる、本を読むとリラックスしてすぐトイレ行きたくなるんです。ちゃんと集中したあとにそういうものが起きてきますから。

D　あと、起きたときに力が入ってて疲れてるっていうのが。

川崎　（笑）起きたときに力がギューッと入ってる人っていうのは、力が抜けてなかったっていうことをやっと自覚し始めるっていうことなんです。だから寝て起きたときに体が硬い人の場合は、寝方以前の問題で、体の使い方をちょっと変えた方がいいわけです。自分の癖っていうものがあって、起きたときにこわばる場合は、固まりやすいっていう性質がある人ですね。

T　えっと二度寝に戻るんですけど、きょう夜中の三時に目が覚めて、三時間くらいしか寝てないんですけど、そういう場合でも二度寝しないほうがいいんですか？

川崎　そうなんです、厳しいけどね。どんなときも二度寝せず、夜だから寝なきゃいけないっていう、この考えを捨てるのは難しいことです。

T　ここで起きると絶対眠くなるなっていうのがわかるんですけど、やっぱり起きたほうがいいんですか？

川崎　起きて目が覚めちゃったってことは、起きないとならないことがあるわけです。例えばこの間、足がつっちゃって目が覚めたっていう人の話を聞いて、大体そういう場合止めようとする方がほとんどなんですけど、それは体が起こそうとする運動だから起きたほうがいい、つまりジタバタするほうがいいわけです。痛い痛いってまず言いますね、騒いでジタバタする。それを大体五分から十分やってると、汗かくくらい暑くなってきて、その運動が止まります。汗かくくらい冷えてた人、っていうことになりますね。つまりそのあとの体がしっかりと調整がおこなわれた状態になるんです。ちょっとした調整作用が体では常に起きてるんですけど、もっと自覚してほしい場合、寝てるところをわざわざ起こすようなことを体はしちゃうってことですね。だから夜中に目が覚めるっていうのは、起きてほしいから内側からノックするわけ。で、起きたときに何をするかなんです。寝てしまうっていうのは言うこと聞かなかったっていうことになるから、やはりずうっと二度寝が続く。だけど、起きたときに違うことをやる。まあ料理しても、本読んでもいいです。とにかく一動作違うことをやると体は落ち着きます。夜中だからじゃないってことを覚えとい

てもらうといいです。

T　今日すごく悲しい夢を見て、お母さーんって思いながら三時ぐらいに目が覚めてちょっと泣いたんですけど、運動ってことですよね？

川﨑　そうです。これは悪夢もそうなんだけど、怖い夢をみたらみんな落ち込むことがありますね。だけど実は落ち込む運動が必要、あとは悲しむ必要があるってことです。昼間起きてる間に感情を抑えてる人だったら夢でそういうふうに消化してくれるわけ。だから悲しいときにちゃんと泣いたり、楽しいときに笑ったりすることも控えちゃうと、そうやって出そうっていう運動が出てきます。女の人はすぐ泣くんですけど、いま泣かなくなってきましたね。あと、ある年齢から涙が出なくなってくるので（笑）でも、女の子は基本よく泣くような仕組みになってるんです。なんか言ったらワーッて出るような仕組みになってるので、よかったらしっかり泣いてもらうと、ほんとにスッキリしますから。できれば人目もはばからず泣くのがいいんですね。ちょっと前まではみんな感情的だったんです。昔のドラマ見ると大体泣いてますから（笑）日本人泣くの好きなんです。浄瑠璃とか、歌舞伎もそうです。しのび泣くとかね、そういうのがとっても好きなので、泣いていただくと体が緩みます。運動ですから、こっからこうお水出してください。目がキラキラになりますから。

B　寝てるときに起きてる人が点けた明かりがフッと入ってきて、目が覚めちゃったときはまた寝てもいいんですか？

川﨑　（笑）起こされたっていうことだと思うんです。眠たいのに、なんか音がして目が覚めちゃった。だけどそれは眠りが浅いっていうことだから、さっきの夢で泣いちゃったのとか、足がつって目が覚めちゃったのと同じと考えていいんです。そういう刺激は全部活用するっていうのが整体の考え方です。電気が明るくて目が覚めちゃったら、覚めた運動で体を動かす。そういうふうに使ってもらうといいですね。そしたらどういう環境なら自分がぐっすり眠れるのかを考えることができる。

D　最近トイレに行きたくて明け方に目が覚めるんですけど、そういうときも起きちゃったほうがいいんですか？

川﨑　そうですよ。

D　えー！　二時とかでも？

川﨑　そうなんです。だからみんな眠るってことをどう考えてるかを見直してほしいんですね。八時間寝なきゃいけない体ではない。そういう寝方以外の寝方もあることをちょっと、学んでいただきたい。時計であと何分あるっていう寝方をやめてほしい。そうしないと本当にずっと疲労が抜けないです。足りてれば目が覚めるようになってきますから、行ったついでにお手洗いで起きたら、ちょこっと何かやってから少しボンヤリしていただくといいと思います。それで目がシャッキリしたらそのまま動く。もう少し横になりたくなったら、寝なくていいですから横になる。とにかく動作を変えるためにやっていただきたい。例えばトイレに二回起きるなら昼間にもう二回三回運動しなきゃいけないわけです。夜中に目が覚めるっていうのは昼間の運動の不足が多いですから、それが足りてくれば、眠りの質がちょっと変わります。

9月20日

お彼岸になると本当に涼しくなって、体の感覚がだいぶ敏感になってきてるはずなんですね。一番敏感さを感じるものはこの皮膚なんです。空気とか、風でね、乾いた感じがわかってくると、食べたいものが変わってきたり、汁物がとりたくなったり、あったかいお茶を飲みたくなったり、これはある日そう感じる前に体がそうなってる。ちょっとずつ代謝が落ちてきますから、からだ自体が集中の方に向いてきて、自分が気になるものをどんどん追いかけていく、こんな季節になってきます。先月今月で何か変化や、気になることがあれば。

E「先月は東北にいて、一ヶ月経って東京の生活に戻ったら、人が近くて多くて気になっちゃう。あと、怖い人がいて、なぜかその人達に怒られるっていう恐怖感がある。」

T「季節関係なくずっと仕事してて、背骨の周りのコリが酷い。あと、前回、押し付けられたものは捨てた方がいいという話を聞いて、どんどん捨てていてちょっとスッキリしてる。もっと捨てようって気持ちになってる。」

感情がはっきり浮き出て感じられるのは、もう暑さから抜け出た結果だと思うんです。それから、動かせないって思い込んでるものが動かせるんだってわかると、ほんとに軽くなるんですよ。今日ここに来るまでにすごく面白いことがあって、男の子がバッタを捕まえて潰した現場を見ちゃった。今までの自分は嫌だなって思う気持ちがあったんですけど、今は運動で見ている。彼にとっては発散なんですね。それで、パッて空を見たんです、空見たら楽になるのかなあと思って。そしたら、見たところに虹があったんです。見上げて一分も経たないうちに虹がなくなりました。これはとても自分にとっては印象的で、いま自分が見てると思ってるところも変わるし、変えられるんです。そして自分が目線を変えると、そこの景色も変わってるんです。だから動かせないと思ってるものも動いてるかもしれない。自分が動かさないようにしてるだけかもしれないんです。それが事実生きてるっていうこと。そうすると、さっき言ってた怖いってことも、自分が怖がりたいだけかもしれない。ここが大事な点で、怒りたくて怒ってる訳じゃない場合がある。怒られるようなことをする人もいるんです。こういう仕組みがあるので、自分はどういう動きをしてるかな、これは下半身になりますから、ちょっと動かして、それから頭がどう働くかをみてみましょう。下半身の上に上半身が乗ってて、上半身の上に頭が乗っかって、みんな関節が守ってくれてる。まずは足の中でも関節、特に足首が柔らかいと骨盤が柔らかくなってきます。

★準備運動

①足を持ち上げてみて股関節が硬い側の内くるぶしに手を乗せて、じーっと温める。

②立って硬い側の足をブランブランする。

③後ろにかかと蹴りをする。手も一緒にピョーンと伸ばす。両方おこなう。

④足を外側に開いて並行し、膝の上に手のひらを置く。あごを引いて、肩をグーッと入れる。息を吐く。両方おこなう。

⑤立ったまま息を吐きながら膝を抱えてお腹に寄せる。両方おこなう。

①

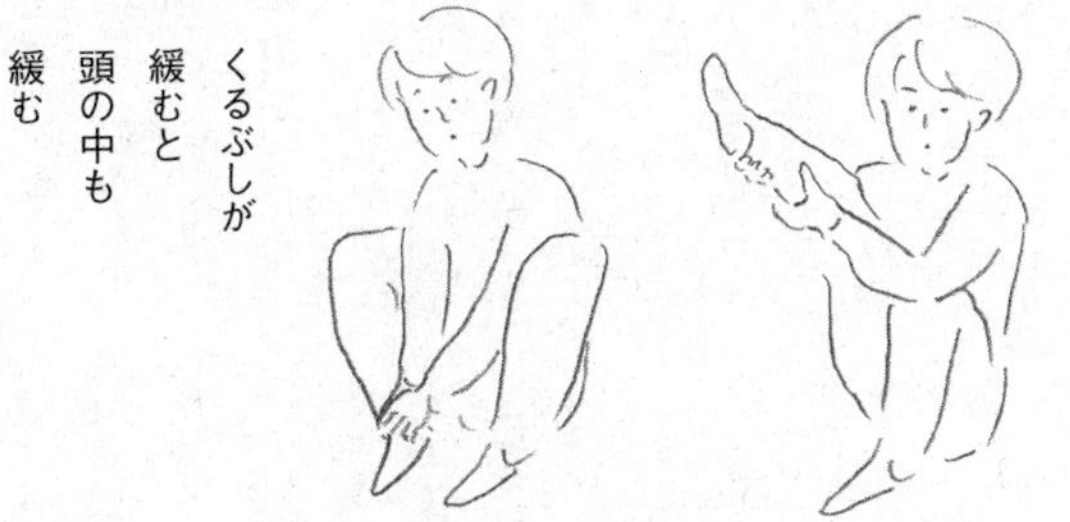
くるぶしが
緩むと
頭の中も
緩む

②

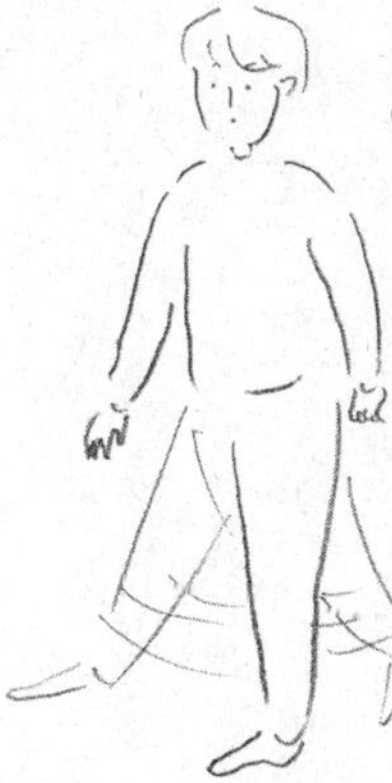

③

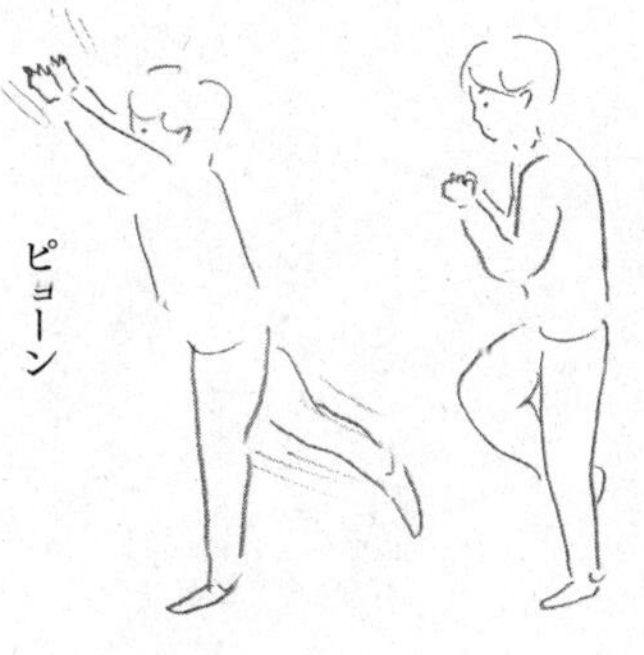
ピョーン

④

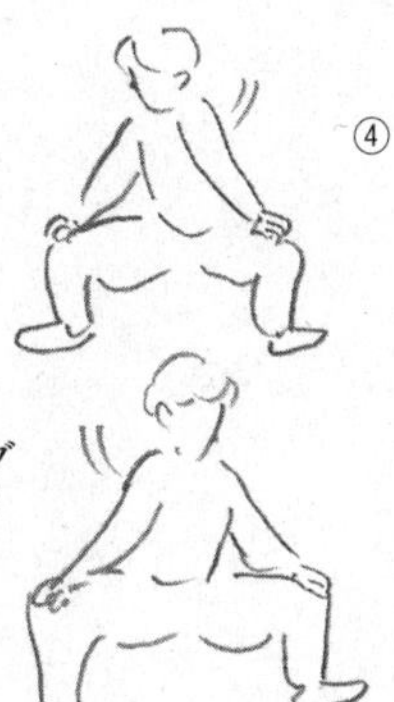
グー

⑤

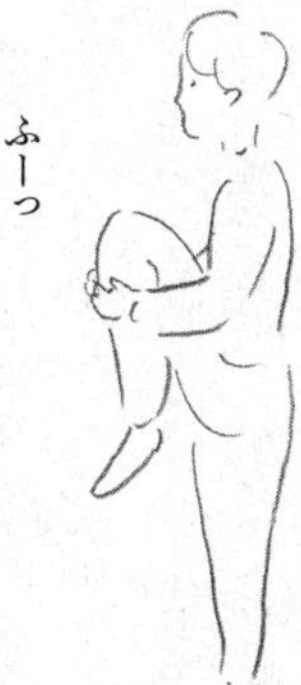
ふーっ

だいぶ股関節が柔らかくなりました。ここからもうすこし体を分解していきます。下半身の上に上半身が乗ってて、上半身の上に頭が乗っかって、みんな関節が守ってくれてる。これをすこしずつ分けて、下半身を動かしていきます。とくに鼠蹊部《そけいぶ》が大事です。

★下半身を緩める体操

①仰向けになり腰幅に足を開く。恥骨の横に触れて鼠蹊部の角をみつける。この角が硬いと、色々と凝り固まるので柔らかくしていく。

②角の右と左、硬い側の足を上げていく。息を吸う。ストーンと落とす。

③硬い側の足を抱えてグーッと胸によせ息を吐く。ポーンと離す。

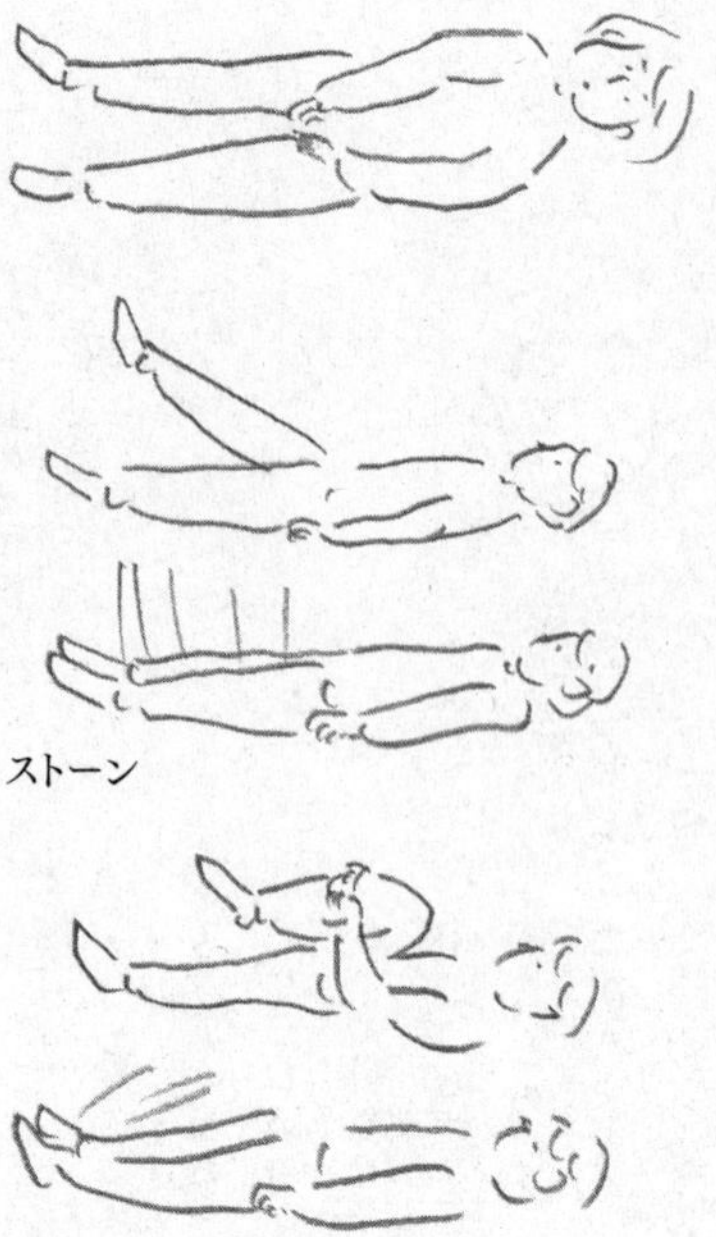

★つなぎ目を温める体操

丹田（ヘソの下）に手を当てて目を閉じる。鼻で息を吸って吸って吸って、ゆっくり吐く。ポカーンとする。

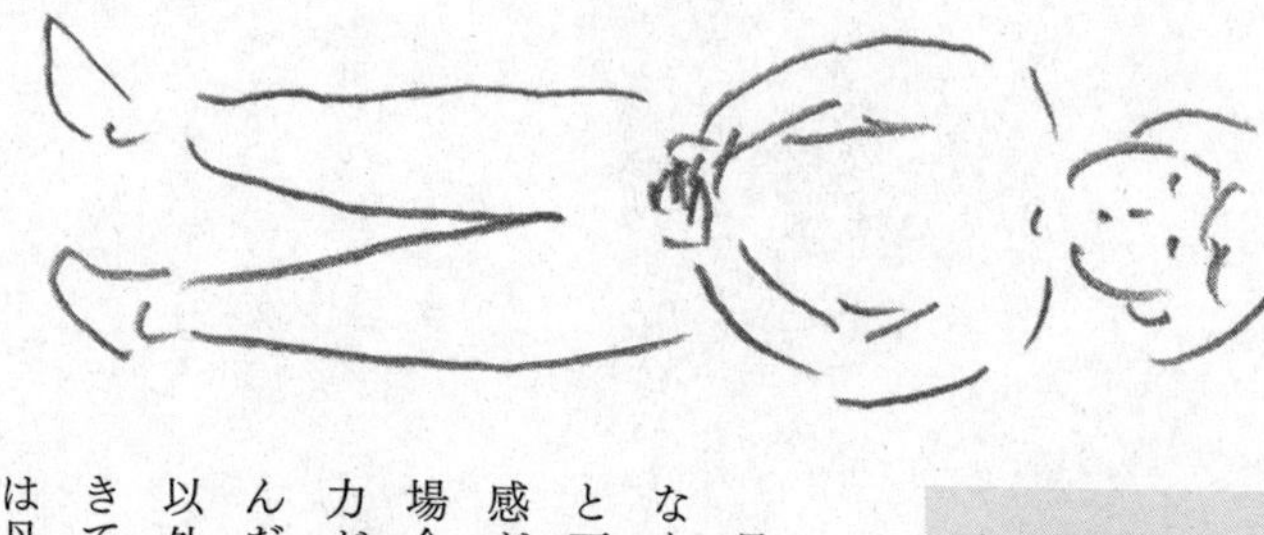

丹田って、上半身と下半身のつなぎ目なんです。丹田がいなくなると、上半身と下半身が離れて虚ができて、体の実感がわかなくなってしまいます。女性の場合は出産のあと、丹田がいなくなって力が入らなくなる。ですから子供を産んだときが一生の中で一番弱くて、それ以外はまあ最強です（笑）できれば生きてる間は生きて体を使う。そのためには丹田をしっかりと意識することです。

だいぶ温まってきました。もうちょっと恥骨に刺激を与えていきます。

★下半身を引き締める体操
恥骨の角に親指を引っ掛けて下に押す。（恥骨の角はバスケットみたいになっていて、そこに指が入る。）

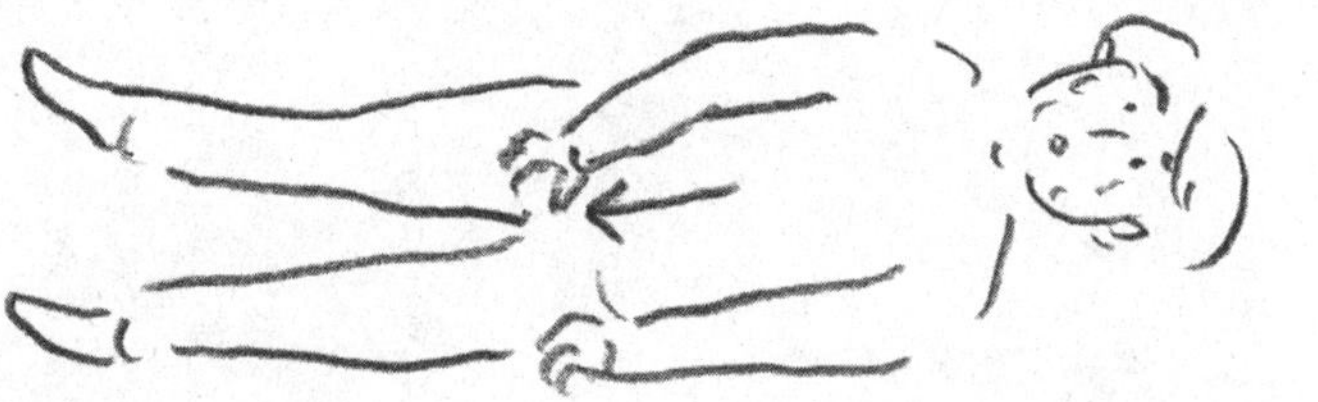

脂取りっていって、骨のところにベターっと、うっすらくっついてるものがあるんですけど、これをはじくと脂がとれて皮膚が変わってきて、もっと下半身で感じられるようになってきます。恥骨をグッと押さえると反対側の仙骨と、大腿骨がはまってるところもギュッて引き締まるんです。大腿骨の穴と膣の穴に力が入ると体の中にグーッと力が集まって、ワッと勢いが出てくる。これが女性の体なんですね。この恥骨と同じ刺激によって変わる部分が仙椎になります。

★仙椎を緩める体操
うつぶせに寝る。おしりの平たいところ、仙椎をゆすふってあげる。これでちょっとずつ緩んでくる。

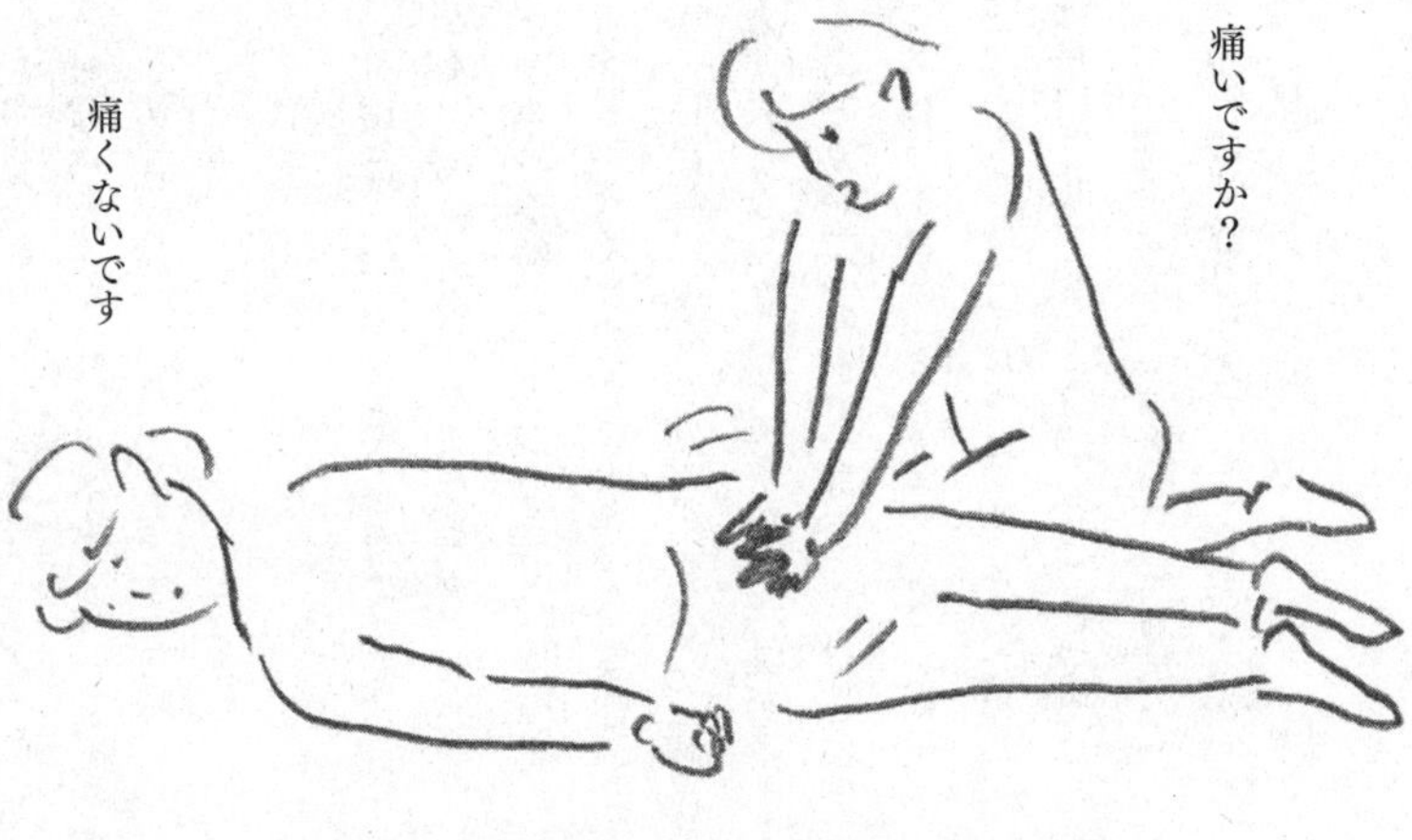

おしりのところに尾骨があって、怖くなるとクルンって丸まって肛門の方に食い込んじゃう。それが頭のてっぺんと心臓と連動してて、もっとドキドキする。怖がりにならないように教えてあげるのが仙椎というところです。骨盤の蝶つがいのところで、恥骨の反対側。ここを緩めてあげると女性は機嫌が良くなって、考えなくてもいろんなことがわかるようになります。

仙椎には五個穴があって、二番から神経が出ているんですけど、これが女らしさと関係があって、過敏になると神経的に人をみてしまったりするんです。Tさんは二番がカチカチになって穴が閉じちゃってる。ここから神経が骨盤の中まで網羅されてるんですけど、骨盤の中の血流は自分ではなかなか変えられないんです。我々がいるのはそういう理由で、ここを他動的にやると一気に体が変わってきます。なぜかというと、人間の生命の働きの中心が骨盤なんです。ここの丹田に力がなくなると、生きてても死んだような感じになる。

今日はとにかく下半身を実感して自分の股関節から足が生えたことを覚えておく。それを意識して体を使うと、運動の意識が変わります。例えばさっきおっしゃってた沢山人がいるところ、人じゃなくて動いているものです。蚊がたくさん集まってたり、稲がたくさんあって風にふかれている。人間もそうなんです。感覚が違うと全く気にならなくなります。生き物の塊として運動して、それによってみんな元気になってる。こんなふうに自分を変えていくと、景色がみんな変わって見えます。

ここから自分の体の中の自然を観察します。人間の体の中には山とか木とか海とか、色んなものがあるんですけど、それをみつけていきます。

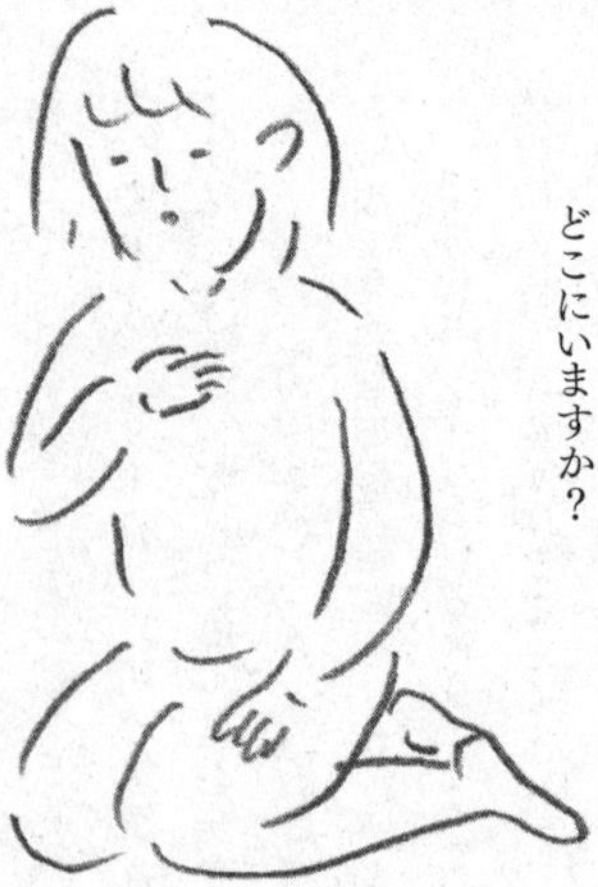

どこにいますか？

★胸に聞く体操

目を閉じて胸に手を当ててポカンとする。今あなたはどこにいますか？　と、聞いてみる。答えが出てきたら詳しく教えてもらう。聞き終わったら目を開けて言葉にしてください。どうですか？

E「滝壺に落ちて流れに乗って川を下っていくんだけどなかなか海に着かなくて、時代が変わるくらい時間がかかる。ヤマトタケルみたいないろんな時代の人が出てきて、そのうち夜になって海に出たらプカーって浮いてるだけ。長い長い旅。」

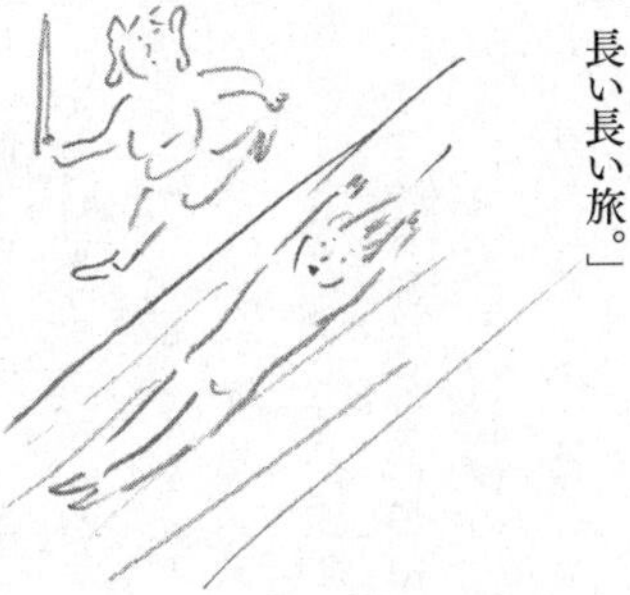

T「実家の前の川沿いに歩いていくと家も人もほとんどなくなって山が見える、ただその中にいる感じがした。違うかもしれないと思ってもう一回聞いたら、魂が浮遊してる感じになって、真っ暗になって、無になった。」

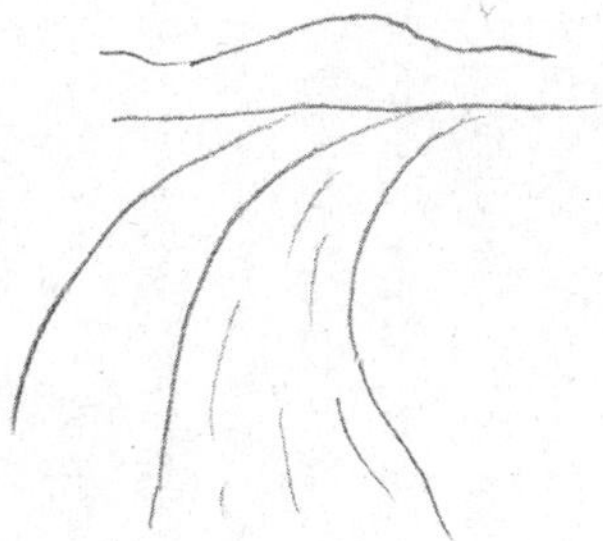

二人とも共通したのは川ですね。川って小さいときからみんなの感覚の中にあるんですよ。つまり体の中に流れがあって、これが動いてるかどうか。Eさんは滝で、いま動いてる途中であるわけだから、生きてる方です。生きていれば景色がどんどん変わるんです。Tさんも土手を歩いてるところまでは生きてるんですけど、それは本当かい？　って頭に言われちゃうと、わからなくなっちゃう。

魂って言葉は概念です。でも魂を信じる人にとっては魂はあるんですね。心も、心があると言ってる間は存在するんですけど、ないって決めたら心の働きはなくなっちゃう。ですから心がない人がいます。整体の話をちょっとすると、野口先生が、明治に生まれた人の中には大和魂っていうのがあるんですよって言いました。それをつくり上げる人間の想像力があるんです。言葉には色んな不安定なことがあるんですけど、今みたいに胸から出てきた景色に言葉をつけてあげると、実体化して感じられるようになって、体の中の自然が豊かになるんですね。

胸はセンサーで色んな感受性を受け止めます。年齢とともに老化すると感受性が鈍くなって頭が働くようになるんですけど、損得とか、あそこが汚いとか、現実的なことしかわからなくなる。後頭部が硬くなるとそういうふうになってきます。

下半身、上半身があって、最後に頭っていうのは感覚器が集まり過ぎていて疲れちゃってますから、休ませてあげることがとっても大事です。頭を空っぽにする方法をやって終わりにしましょう。

★頭を空にする体操

目を閉じる。左の鼻の穴から息を吸って吐いてを繰り返す。３０から数えて０まで続ける。これで頭の中がちょっとスッキリする。

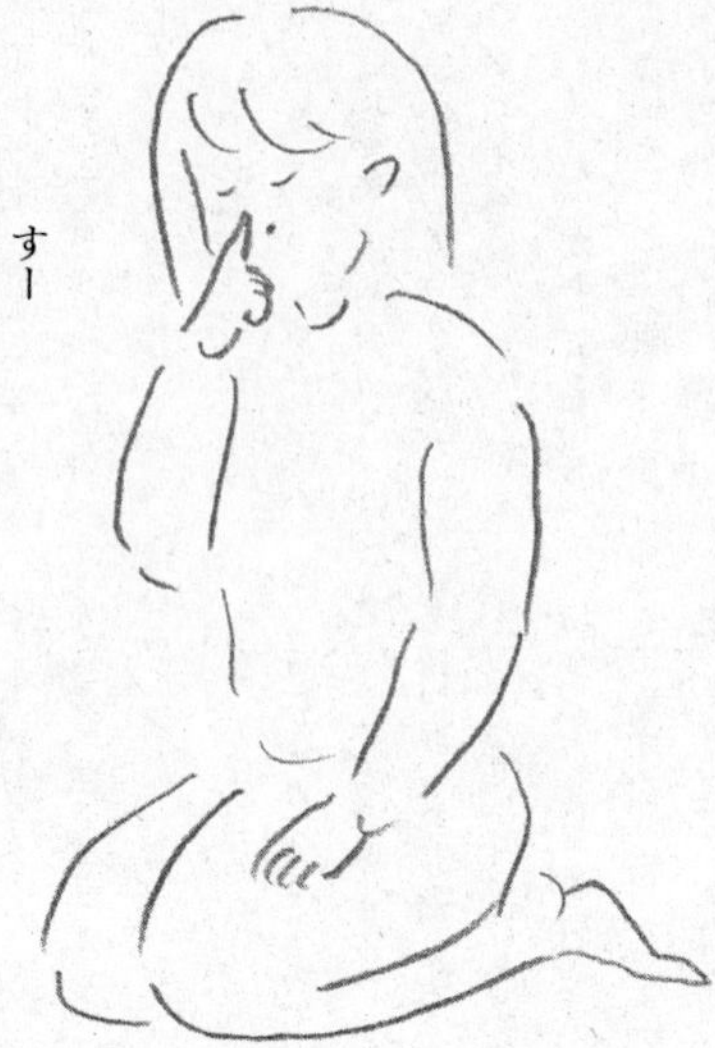

30、29、28、……、0

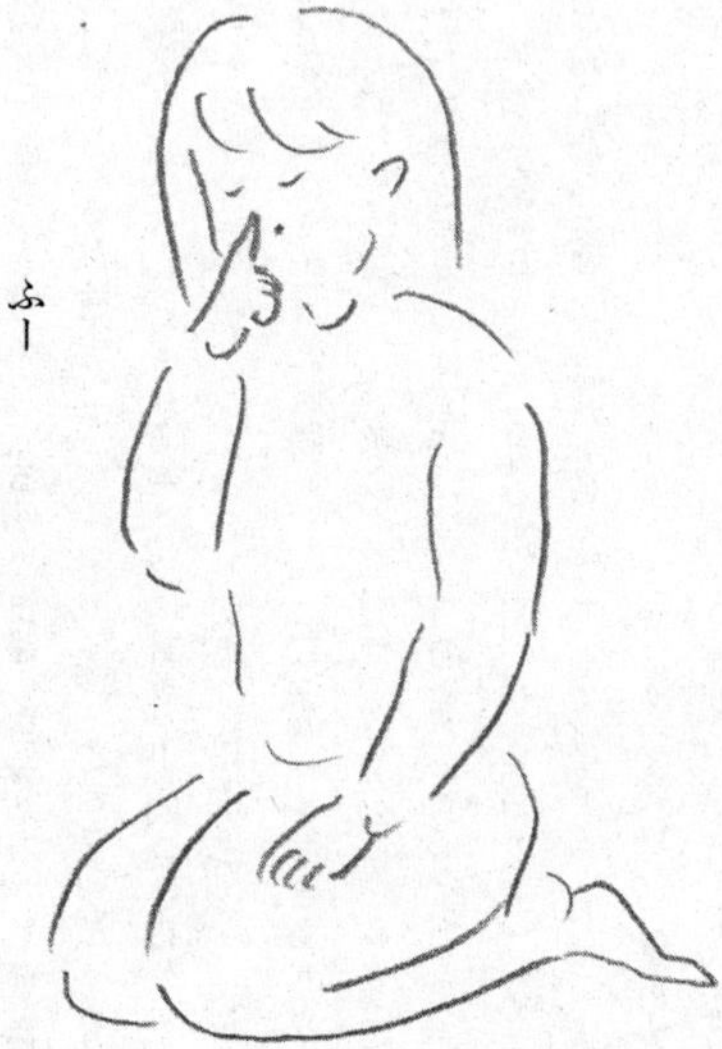

今日のはなし

川﨑　景色が見えたのは、土手を歩いてる自分がとても現実感があるということです、この東京にいても。だから半分あなたがまだ土手を歩いている。そしたらさっき言ったような魂なんていうのは一個じゃないかもしれないでしょ？　魂がいろんなとこに移動したり別れてったり同時中継してるかもしれないでしょ？　そしたら私なんてひとりじゃないかもしれないし、そんなにたいして大事じゃないかもしれない。それよりも、いま実感として体があるんだから、こっちでいま何やってるか、しっかり感覚を味わって、実感する方が大事ですね。そうすると生きてる感じがします。この体で生きてるっていうことです。そうすると先のこと考えるよりも今日のことが大事になってきます。今日生きて生活してることが事実ですから。だけどみんな半分魂が抜けてるか、心がなくなっている人がたくさんいます。不思議。息もしてるし心臓も動いてるんだけど、おばけみたいな人いっぱいいるなあ。生きてますか？　っていう（笑）

先に何か予定を入れたり、これをするためにっていう発想を持つから今が消えちゃって、先のことで今日がどんどん不安になっていく。今日っていう日を実感する、一日が二十四時間だっていわれてる概念もちょっと飛び越えるんです。どうしてそう言えるかっていったら、みんな八月よりも九月が速い実感があるでしょ？　どうしてかっていったら本当に八月は長くて、九月は短いからなんですよ。それは測ったことではない体感でみんな感じていて、時間は伸び縮みするんです。あっというまだったねっていうことは、同じ生き物同士の実感としては感じてるわけだから、二十四時間以外に時間の体感があるっていうことだから。お月様を見て一日を決める人もいるし、お日様で一日をコントロールしてる人もいるし、あとは国によっても暦が違いますよね。それで生きてる人はいっぱいいるわけで、自分の中にある生きた時間を生きて欲しいということ。そうすると基準になるのは、夜になって朝になることはみんな一緒なんだから共感して話ができる。

もう一つは整体の見方だと、今日と昨日と明日と、あともう一日なんですね、明後日。全部で大体、自分が生きてる体感は前後一日プラス一日。体のリズムがわかってくると、四日間になります。四日先までのことは大体自分でわかってる状態、それで生きていけるっていうことです。どうしてかっていったら活元運動っていうものがあるんですけど、それをやると、大体その効果が出るのが四日後なんです。てことは四日後の自分がちゃんと準備されてるってことがわかってる。逆に言うと、四日後に死ぬっていうこともわかってる。そんなふうに生き物はできあがってるんです。だから覚えてるのは昨日のことくらいかな、先のことだったら三日から四日ぐらいのことで生活してれば、人間の体はやっていける。その先もその後もいらないです。気の感覚でいうと七十億人全体で生きてますから、それぐらいでちょうどいい。

だけど東京とか都市部の人たちは、他の人の未来も一緒に考えちゃってる。そんなこと考

えないその日暮らしの人の分まで先を予測して物事をやろうとするわけ。そういう人たちが勝手に五十年後をつくろうとしてるだけで、現実は三日間ぐらいがちょっとずつずれていくだけ。つまり他の人の時間を吸い取ってやってる。だってスケジュールでいろんなこと頼むでしょ？　自分の意思は関係なく連れてかれるってそういうことなのね。何時何分に来いって言われるわけだから、その人の時間をそれだけ先取りするわけでしょ？　生きてる時間を。

その日のことだけでやれるようになる、年をとるとみんなそうなります、先がないから。約束もあんまりしなくなります。一番消費されちゃうのは三十代、四十代の人。それは断ってって断ってって、今日一日の充実感がないと明日がないくらいでいいと思います。それが生きてる時間っていうことね。一般でいう社会的な時間とちょっと違います。予定がないと怖いっていうのは、みんなとやってけないんじゃないかとかね、そういう相談も受けます。だけど、それはそう思わされて、そう思ってるだけだからね。まず足元をみようよって、事実をみる練習をしないと、小さいときからそういう不安で育てられてる子もたくさんいます。塾行ってる子もいっぱいいるので、お母さんにスケジュールで毎日管理されて、それで大人になってるから。その考え方しか知らないわけでしょ？

でも不安があるっていうことは、可能性があるっていうことだとも言えます。体としてはもっと他の運動が必要だと思って不安にさせてるのもあるんだから、そうとってもらうといいし、あと、怖いっていう感覚も行動力が出るので、怖いって感じたときは行動したいんだと思って。農耕民族になってストックするようになってから不安になってるので、人からとるようになっちゃったんですよ。でも、大事な感覚ですよね。

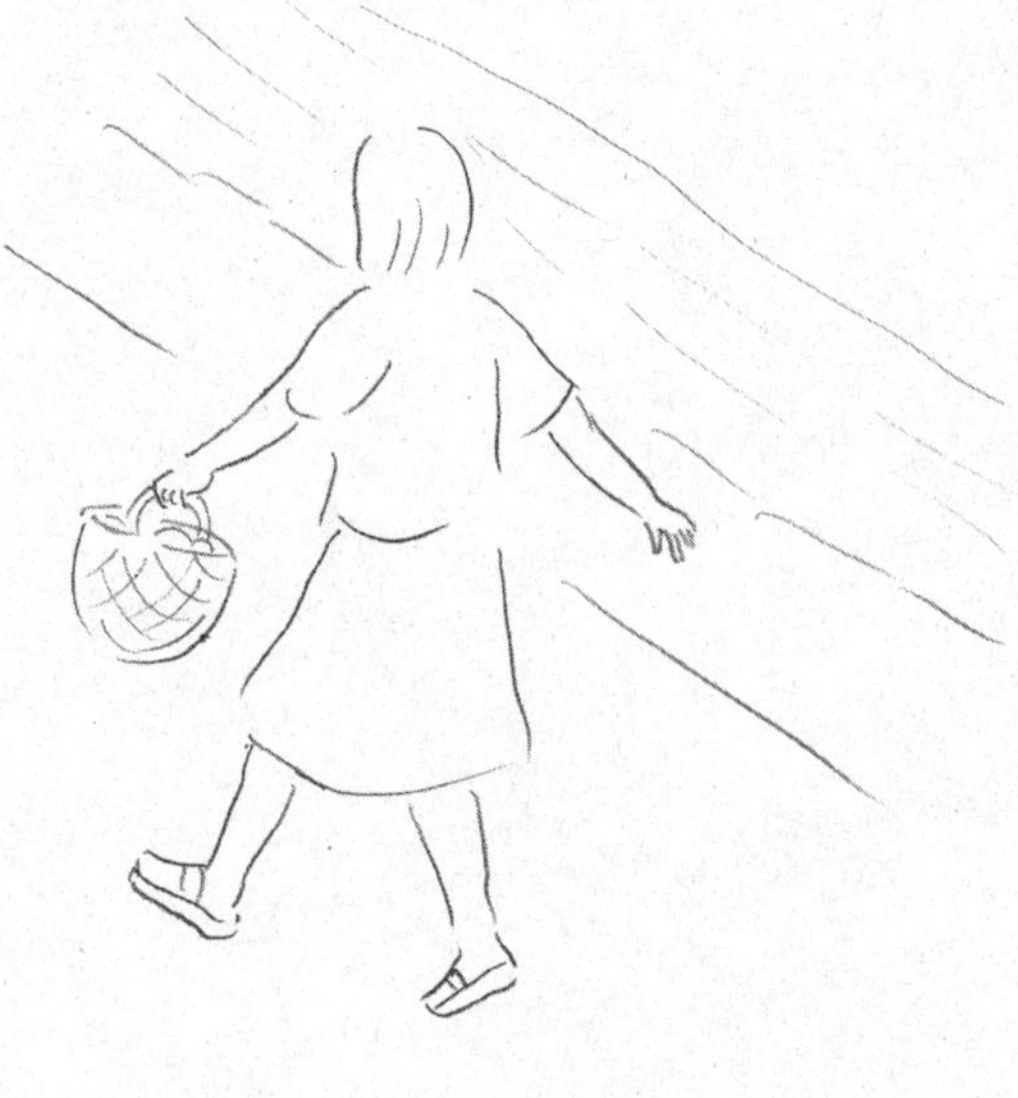

１０月１８日

台風一過っていう言い方がありますけど、ほんとに台風は色んなものを片付けてしまって、それまでの問題みたいなものもはっきり出すんですね。それは地震もそうだし、火事なんかもそうですね。自然災害はその後の空虚感みたいなもののあとに生命力があるかどうかを試されるようなところがあって、とくに秋から冬には生き物がどんどんいなくなって、空虚感も出てきます。だけど空虚の中にはものすごいエネルギーがあって、あとから何かが芽生えてくるような新しい感覚なんですね。

「体操をつくる」では来年のお話もちょこっとしたし、そしたらこういう私がいるっていうお話までいきました。今日は、自分がこういうふうに行動しているっていうのを具体的にしていく。体でいうと、みぞおちから指三本分下、虚っていうんですけど、ここが人間の体の事よくわかってる場所になります。背中の方にもそういう骨があって、地震や台風の前に硬くなって、終わったら緩むんです。体は先にわかってるんですね。その反対側がみぞおちの指三本分下になるので、ちょっと触ってみてください。ズブズブで指が入っちゃって力がない感じだと夢も希望もないって考える。緊張してる人はカチカチに硬くなる。でも大体は触ったら、ピョンって内側から返しがある。やっていけてるよっていう証拠です。今月の体で気になるところがあれば。

T「そういえば最近、歯が痛いことが多いっていうのをさっき思い出しました。」

E「首の両横が重いのと、首の場所がよくわからない。自分の首が座る場所が正しい場所にいない気がしてます。」

まずは、歯が痛いのと同じところはどこですかって、違う場所をみつけていく。歯と同時に変わってる部分が体のどこかにあるんです。みぞおちが今の体の状態をわかっていますから、ここに聞いていきます。

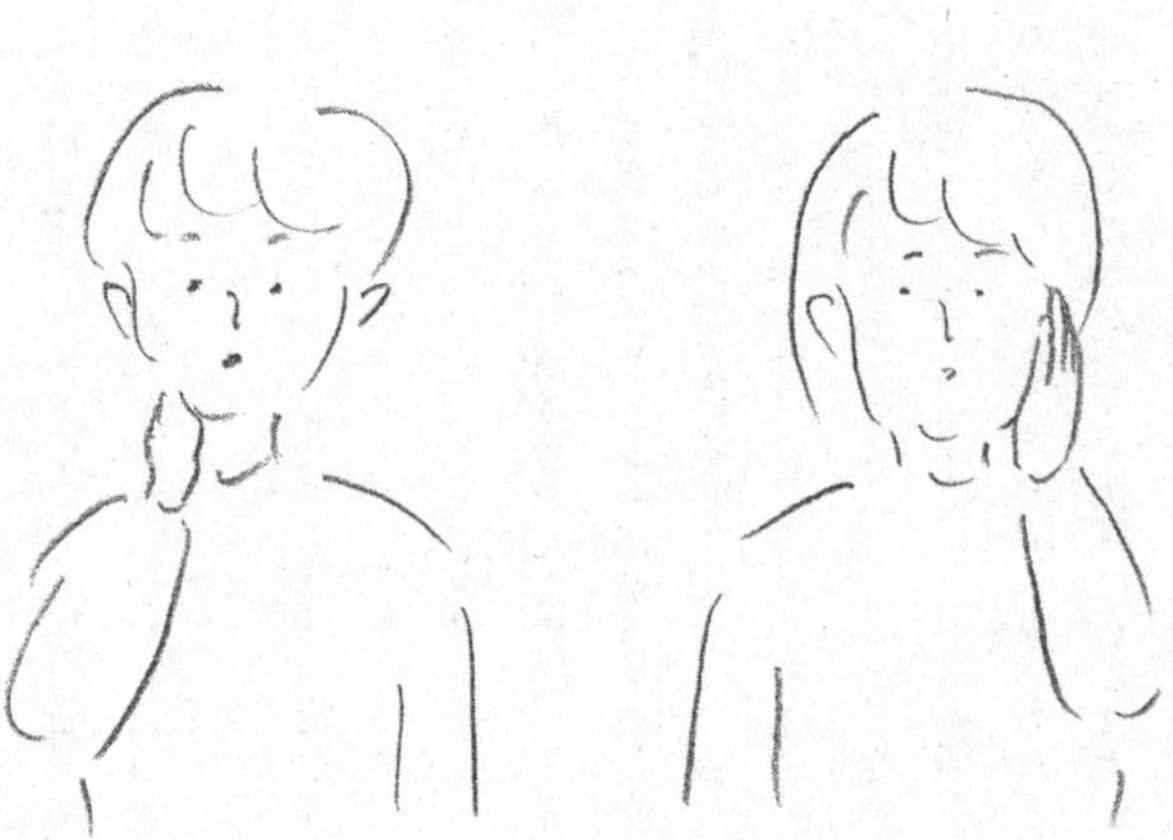

★準備運動 1

①仰向けに横になる。膝を立てて腰幅に開く。かかとで息を吸って吸って吸って、ゆっくり吐く。ふー。

②みぞおちの指三本分下を手で触る。ここで息を吸って吸って吸って、ふー。

③みぞおちで息を吸って、今度はかかとから吐く。ふー。

④足を下ろして手を組んで、グーッと伸ばして、ポンと力を抜く。二回目はかかとを突き出しておこなう。

★準備運動 2

75ページの「頭を空にする体操」をおこなう。

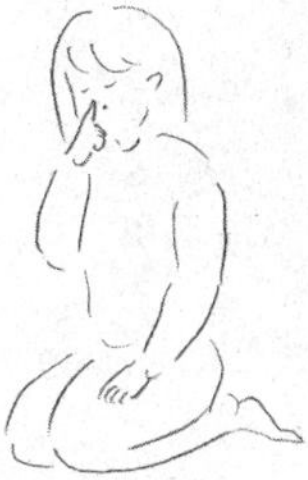

①

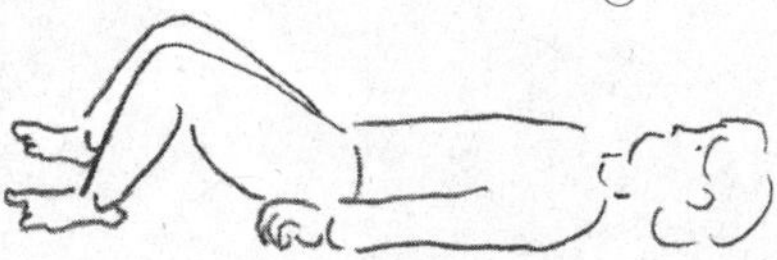

膝を立てて横になってるだけで、自然に休息しましょう〜という働きが働き始める。

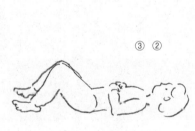

③ ②

④

グー

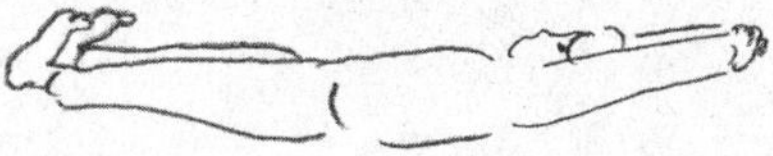

ポン

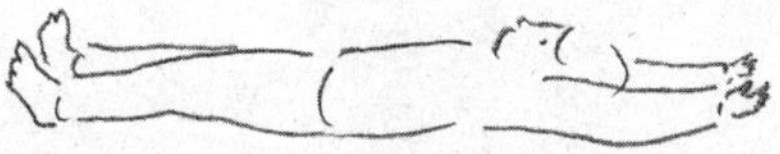

これでシャッキリした人は体力が有り余ってます。でも眠たい人はけっこう疲れている。かかとで吸って吐いてるつもりになると、内側からそういう回路をつくっていきます。例えば耳って言ってそこを触ると実感がわいて、次から耳って言ったときに耳に気が通っていくようになる。

歯は実は腎臓と関係があります。そしてお腹にいるときに大体丈夫さが決まってしまう。アフリカの子供とか真っ白で生まれてきますけど、お腹にいるときにお母さんがカルシウムやミネラルを沢山とる。お腹にいる間に歯がつくられてるので、米を食べて糖にかえるアジアの人は虫歯になりやすいです。なので、歯が痛くなったらまずは腎臓の場所をみつけていく。みぞおちでもう体のことはちゃんとわかってる状態にしてますから、ここ以外に同じところで痛いところはどこですか？　っていう聞き方をします。自分じゃわかりづらいので、組になってお互いに触れてあげます。

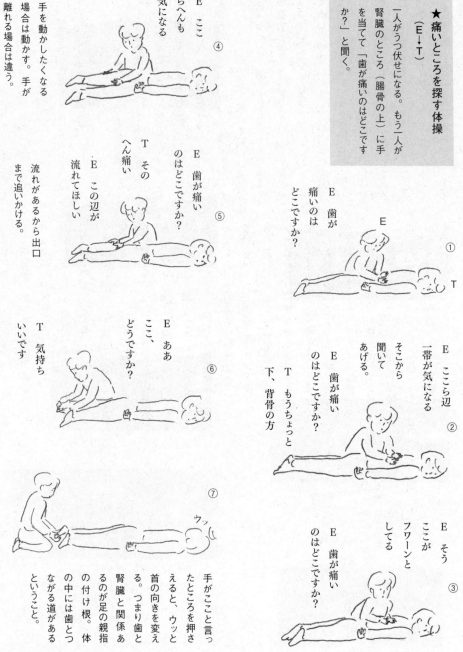

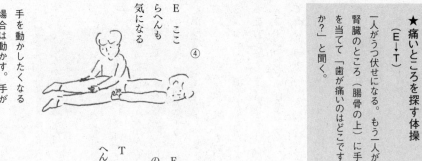

★痛いところを探す体操（E→T）

一人がうつ伏せになる。もう一人が腎臓のところ（腸骨の上）に手を当てて「歯が痛いのはどこですか？」と聞く。

①

E　歯が痛いのはどこですか？

②

E　ここら辺一帯が気になる

そこから聞いてあげる。

E　歯が痛いのはどこですか？

T　もうちょっと下、背骨の方

③

E　そう　ここがフワーンとしてる

E　歯が痛いのはどこですか？

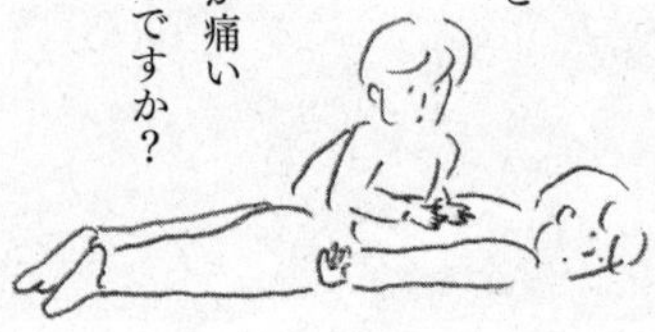

④

E　ここらへんも気になる

手を動かしたくなる場合は動かす。手が離れる場合は違う。

⑤

E　歯が痛いのはどこですか？

T　そのへん痛い

E　この辺が流れてほしい

流れがあるから出口まで追いかける。

⑥

E　ああ　ここ、どうですか？

T　気持ちいいです

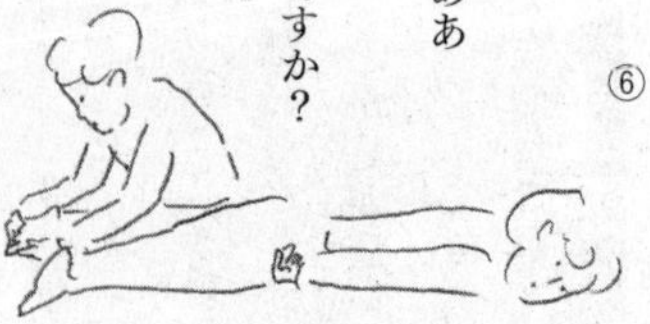

⑦

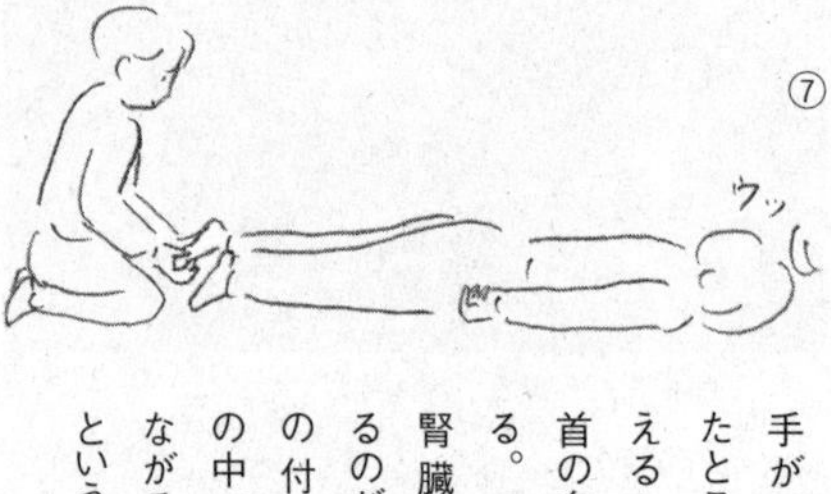

手がここと言ったところを押さえると、ウッと首の向きを変える。つまり歯と腎臓と関係あるのが足の親指の付け根。体の中には歯とつながる道があるということ。

（交代してTがEの首が痛いところを探していく。右足の人差指に行き着く。）

E「そっか、先生がやってるわけじゃないんだ、この人が教えてるんだ。」

そう、手が。Tさんの歯が痛いところをEさんはすでに体で知ってるし、Eさんの首が痛いところをTさんは体ですでに知っている。それは同じ人間だからわかる。我々が何万年も生き抜いてきたから覚えてるわけです。どこか幹部が痛いっていってたら、実は全部つながってる。それと、他の人も同じように感じる能力があるっていうこと。だから大丈夫ですかって声かけちゃう。わかっちゃってるわけです、お互いにね。これが気の交流っていうものです。体操をつくるってどういうことかというと、相手の体を自分の体としてこういうふうにしていきたいなって欲求が出てくることなんです。こうなると楽になるんじゃないかなって感じるわけ。別に自分の部分がそうなってるわけじゃなく感じる。でも二、三歳までは自分の体のどこに何があるかわかりません。お父さんお母さんに、それがお鼻だよとかお目目だよとか、あとから言葉で学ぶんですね。

これで自分に首や歯があるっていう意識が出てきました。これをどんどん自分でやっていって歯が痛いとか鼻が痛いとか、自分の部分を細かくみつけていくと、あ、いま頚椎二番が左側にこれくらい捻れてるって自分で言えるようになる。こうやって自分の体を言語化していっていただくと、ボディマッピングみたいなものがね、どんどん広がる。街を歩いて覚えるみたいに体もそうやって覚えられるんですよ。これを進めていきましょう。

今までは痛いですか？　って痛いところに聞いてきたんだけど、次は痛いところが楽になる新しい場所がどっかにあるんですよ。TさんはEさんの右足の人差指に行き着いたので、そこにEさんの首がもっと楽になる新しい場所を聞いてあげましょう。

★楽になるところを探す体操（T→E）

T

T　首が楽になるのはどこですか？

あとは手に任せる。

E

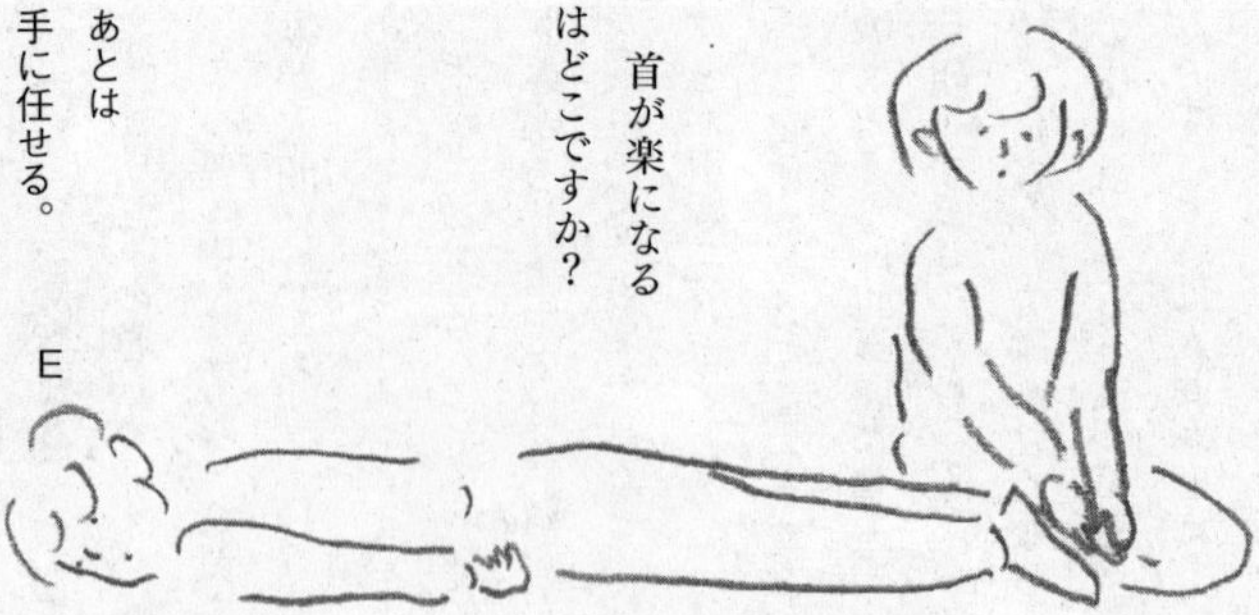

T　膝の方気になる

T　首が楽になるのはどこですか？

E　もうちょっと上のような気も

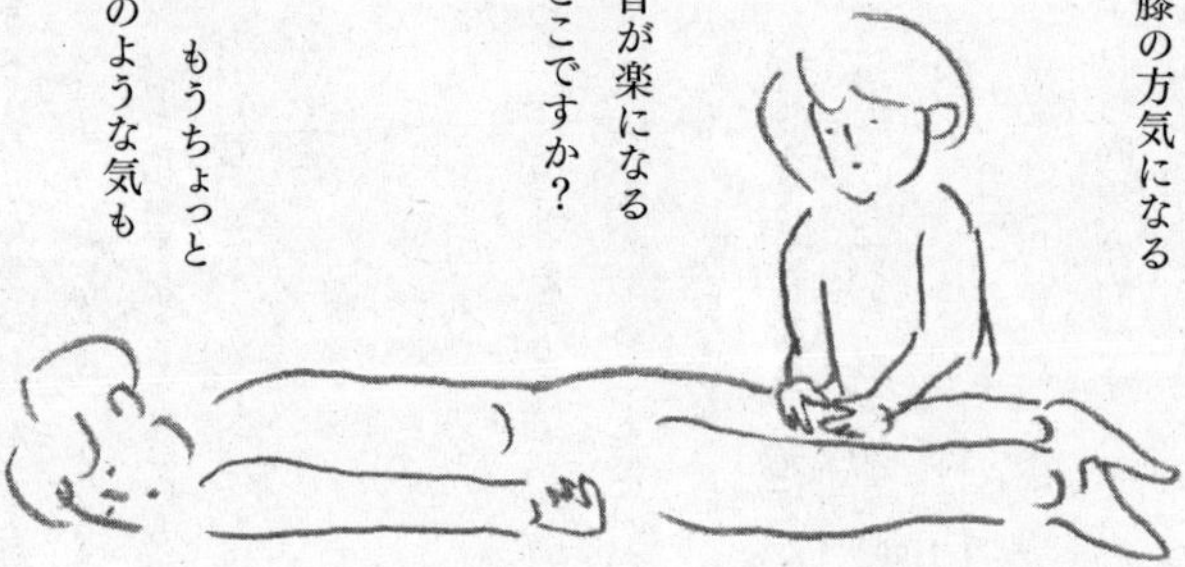

T　ここが硬い

E　近くなってる。奥……

T　この辺すごい指が入る

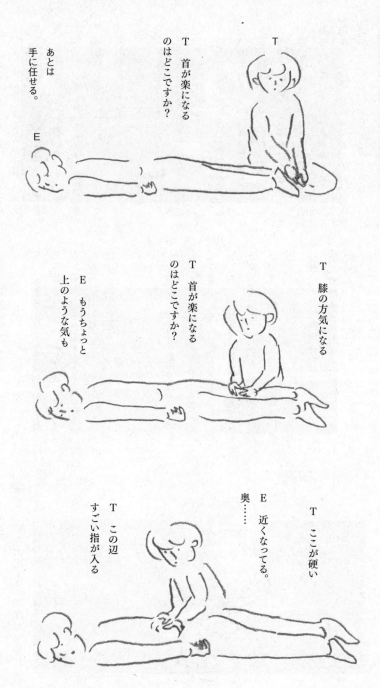

Eさんがさっき奥って言ってましたけど、手が入らないところです。その場合は挟んで左の手から気を出すと、レーザーみたいに右手に当たる、そして足の指も一緒に目で気を通していく。触れられなくても体の中はこうやって気を通す仕組みが人間にはある。なにも考えなくても手がこうやってみつけていくわけです。手がズブズブ入っていくでしょ？つまり体がそれをすでに経験したことがあって、指で押さえられると、押さえたところが引き受けてくれるんだっていう安心感を体が覚えてるからずうっと押さえたくなるし、押さえてほしくなるような仕組みができてるわけです。

猫や犬にどうして触れたくなるか、犬や猫の中に触れてほしいっていう要求があるんです。それに人間が応えることを何千年かしてきてるので、お互いに許容がある。だから生き物同士がお互いに触れ合うと元気になる、これを元気につなげるのが整体なんです。一般的には治療とか、訓練だと思われてる。だけど気を使う野口整体といわれるものは、元気な人が活用するものであると。

E「そうそうだから変わったんだよね、最初は体に痺れがあったからワークショップに参加して、治ったら来なくてもいいと思ってたのに、治ったら、なんか変わって、毎回来たいっていうふうに。」

それはもともと病気ではなかったし、丈夫だったってことにただ気がついただけなんです。丈夫であることに気がつけば、丈夫なものしか見えないし、元気なものしか見えませんから。元気なものと接してると、元気なものから呼ばれる。まず痛いっていうことは体に回復したい欲求があると思ってください。歯が腫れ始めたら回復傾向です。つまり歯が腫れ始める前がちょっと疲れていて、お休みしてもいいなと思ったから腫れ始めた。首も、ちょっと緊張が緩んできたから気になるようになってきた。つまり丈夫になりつつあるっていうことなんです。

最後は「自分が元気になるところはどこですか？」って、みぞおちにまず聞いてから相手の体の中で探してあげましょう。これでお互いに元気になるんです。

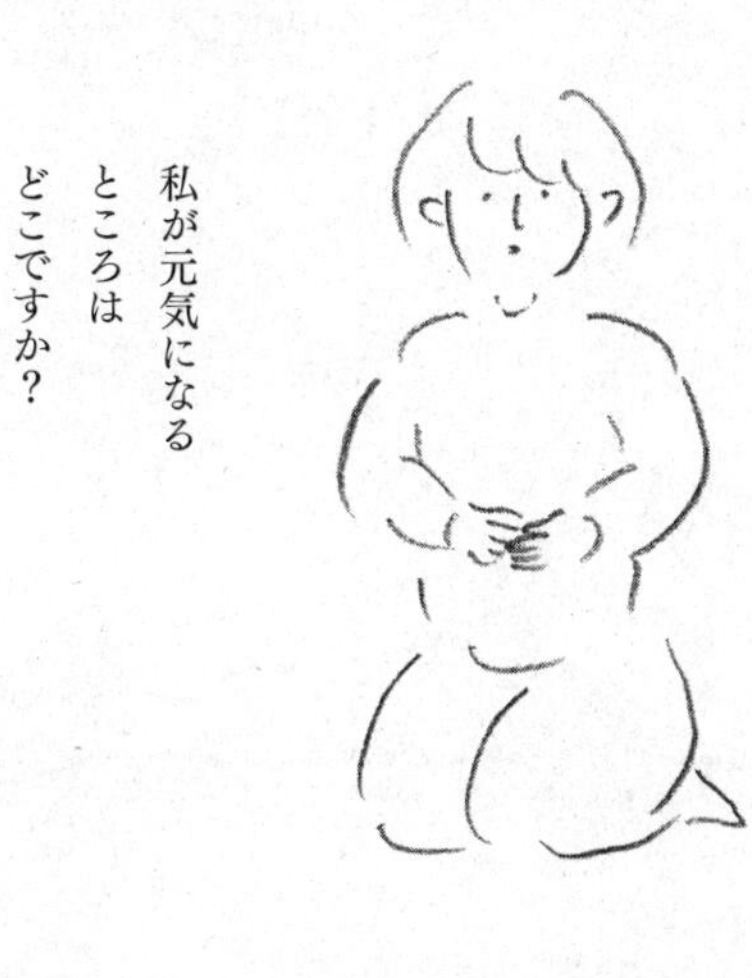

★元気になるところを探す体操（T→E）

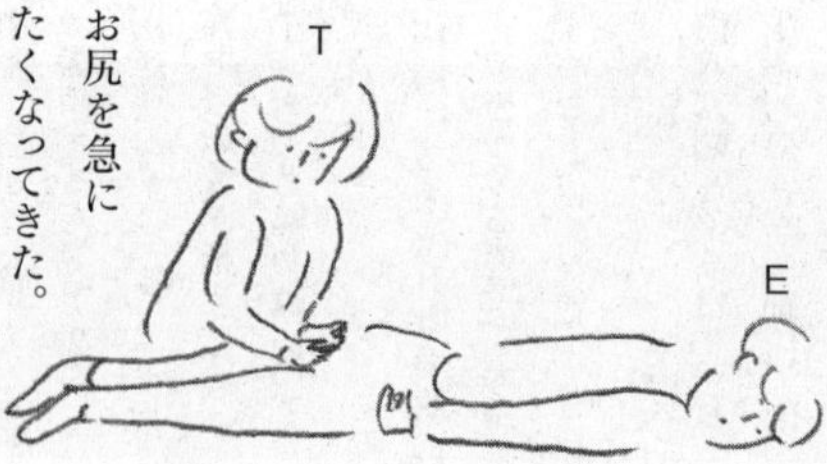

T　お尻を急に押したくなってきた。

自分が押したくなる角度が出てくる。自分の元気になる角度で押す。

T　私が元気になるところはどこですか？

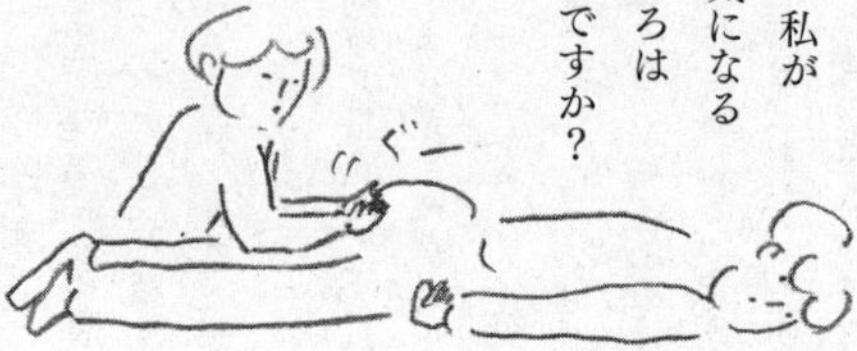

だいぶまとまりました。Tさんここが疲れてるから押さえてあげたくなる。

T　ここが怪しい。いま体がうわってなった。

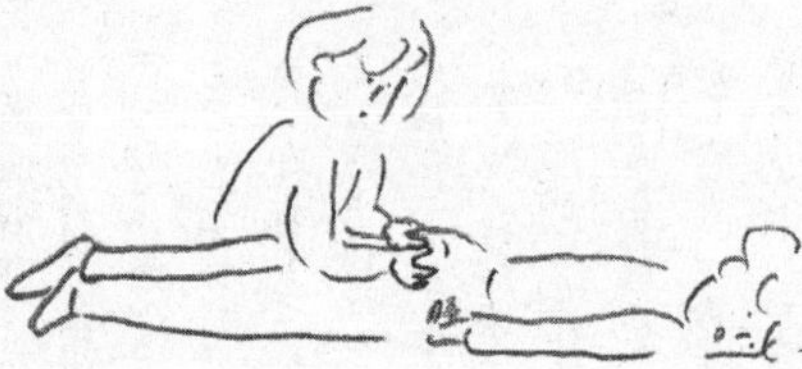

E　そこそこ。みつかった感が。

最後に息を吸って、グーッと押さえて、ポンと離す。Eさんの体でTさんが楽なところが調整されました。

他の人の体に触ることで自分が元気になるのが整体なので、おこなう側になればなるほど元気になっていく、これが整体の仕組みです。みつかっちゃったって言い方をさっきしましたけど、元気になりたい人の場合は、手を置こうとすると我も我もと鯉みたいに体から気が集まってくる体になります。私が整体を十五年続けた結果、元気な人しか来なくなったっていうのは自然なことなんですね。整体指導者の人は多分みんなそうです。だけど治療者になりたい人のところには常に患ってる人が来る、これが違いかなあと思います。お二人ともそういう体を持っていて、自分がこうしたいっていう主張がはっきり出てきたでしょ？ですからここからやっぱり、自分から人に声をかけていって頂きたいなあと思います。とくに今の時期、感受性をすごく深くできます。いまお二人の手にそういう状態が起きてますから、なんでも触れてみて頂くといいかなあと思います。

歯のはなし

T　歯がすごくコンプレックスで、乳歯が小さかったのに大きな永久歯が生えてガタガタになって矯正も何度もしていて、いまだにずれてくるんです。それもお腹の中にいたときのことが関係あるんですか?

川﨑　そうですね、まずTさんあごの骨が細いです。

T　もっと噛め噛めって言われてた。

川﨑　でもそれはお腹の中でそう育ってるので、お母さんが噛まなきゃいけなかったんです。それはもう次に言われたら、お母さん噛んでくださいって、

T　お母さんも細いです。

川﨑　そうだから、まずあごが張ってない人の場合は、自分の力を信用しません。そのかわり他の人への信頼が厚いってことがあります。私なんかあごがはっきりしてるでしょ?　これはもう、自分の運動しか信用しません。どうしてかって言ったら私のせいじゃないです。そういう体のつくりをお腹の中でしてるわけ。だから丈夫にすることではなくて、それのいい点をみつけていくことです。つまり人は一人じゃ生きていけないから、どんどん頼る。頼ることによって元気になる体。私はどっちかっていうと頼りにされることで元気になる、そういう仕事になってます。だからコンプレックス持たなくていいです。だってそれが自然なんだもん。

T　お金がたまったら矯正しようかな。

川﨑　(笑)矯正したら矯正したっていう体になります。それも適応が進むから大丈夫。小さいときはあまり矯正は勧めないんです。お母さん達にも相談されるんだけど、歯が二重に生える子がいるんです。

T　私も二回くらいやったけど、ワイヤーを外すとずれて、外すとずれて、

川﨑　だからある年齢から噛む力が弱くなってきますからいくらでもいじっていいです。人間の体はどんどんどんどん適応が進むんです。だけど子供のときは矯正は待ってもらうことが多いです。栄養吸収の方が先なのに矯正することで食べられなかったり、栄養が不足することの方が困っちゃうのね。そのときにやりたいっていう人が多いんだけれど、アゴの骨がまだ育ってないから。生まれてから歯が生えない子もいます。それもやっぱり遺伝的なものです。だからこれは本当に、お父さんとお母さんに言うしかないことで、その子のせいじゃないんだから、あとは自分で好きなようにしていい。例えばスポーツ選手なんか、すごく歯を食いしばって割れたりするから、全部抜いて新しい歯にする。食べ物でも変わっちゃうんです。歯に関しては腎臓の働きや栄養吸収とも関係あるので、歯が弱いなっていう人はそれを認めた上で、あまり気にしないようにしてほしい。

E　今の話を聞いてると、そもそもなものを変えるのはすごく不自然な行為というか、

川﨑　だけど社会生活はそれが基準になってるでしょ?　東京は特にそうです。まあしょうがないよね、そういう体癖傾向の人が多いから。

T　五種。美しい感じですか?

川﨑　そう。均一で、スマイルマークで相手が敵じゃないっていう認識の中に白い歯が見えるっていうことがあります。だけどアジアは逆ですね、顔を合わせない、口を隠すっていう文化だから。ほんとはそれでもいいんだけど、都会はそうじゃないからさ。みんな子供のうちから

矯正させられちゃいます。だから本当は歯はなくてもいいし、ひふみんみたいに、ものを考えるために、あえて歯を入れない人もいます。歯が痛いと将棋に集中できないでしょ？　自分の持ち物だから自由にしていい。私もうぜんぶ銀歯でいいです。別に気にしません。整体の先生は全部抜けたままにしてるけどね。それよりはまあ、動かしたりよく食べたり、その方がいいかなあとは思いますね。

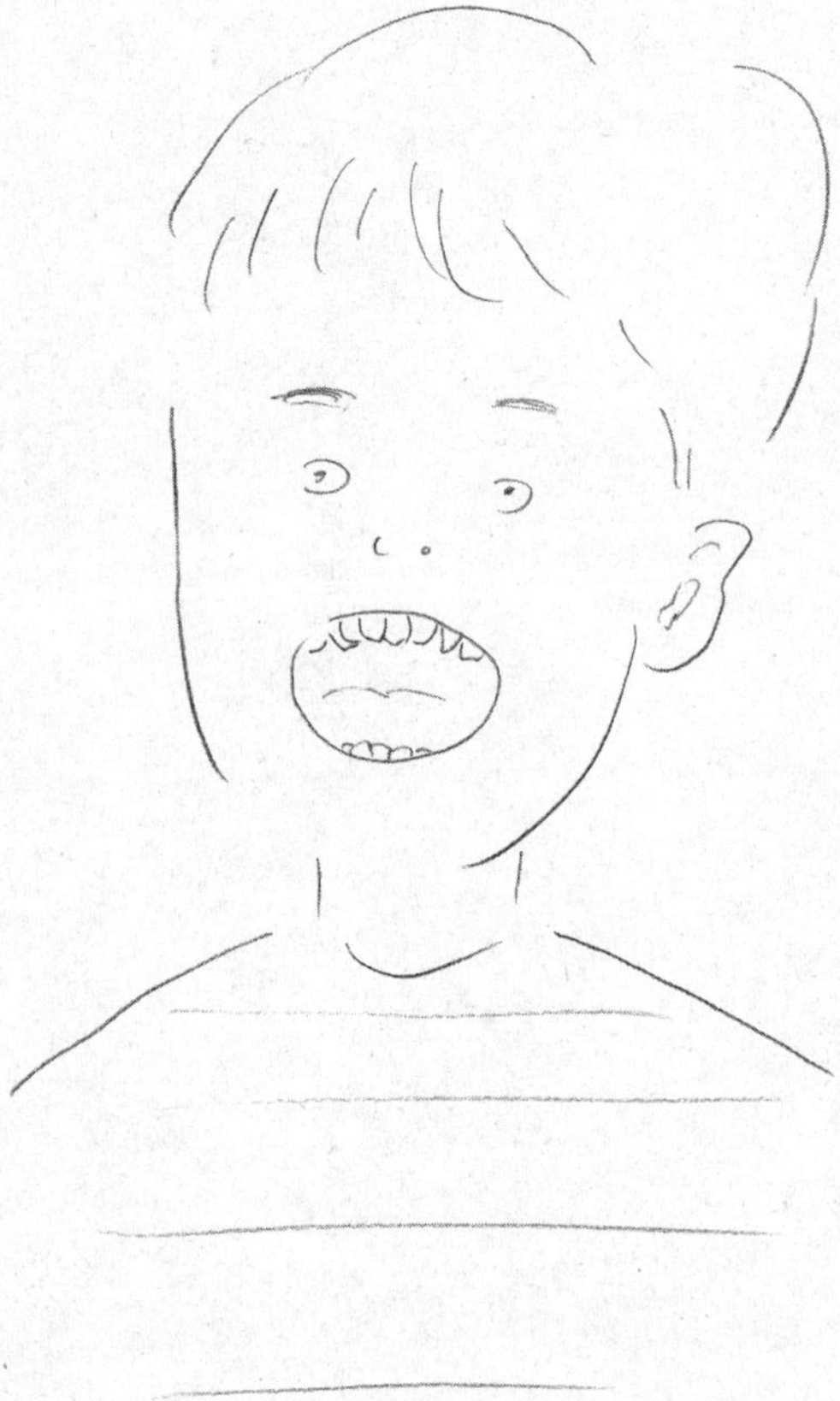

11月15日

（穴追い操法《そうほう》　編）

整体の世界には、毎年九月から十二月にかけて、「穴追い操法」という、体中の穴を追いかけていく行事があります。今回は番外編として、「穴追い」をみんなでおこないました。

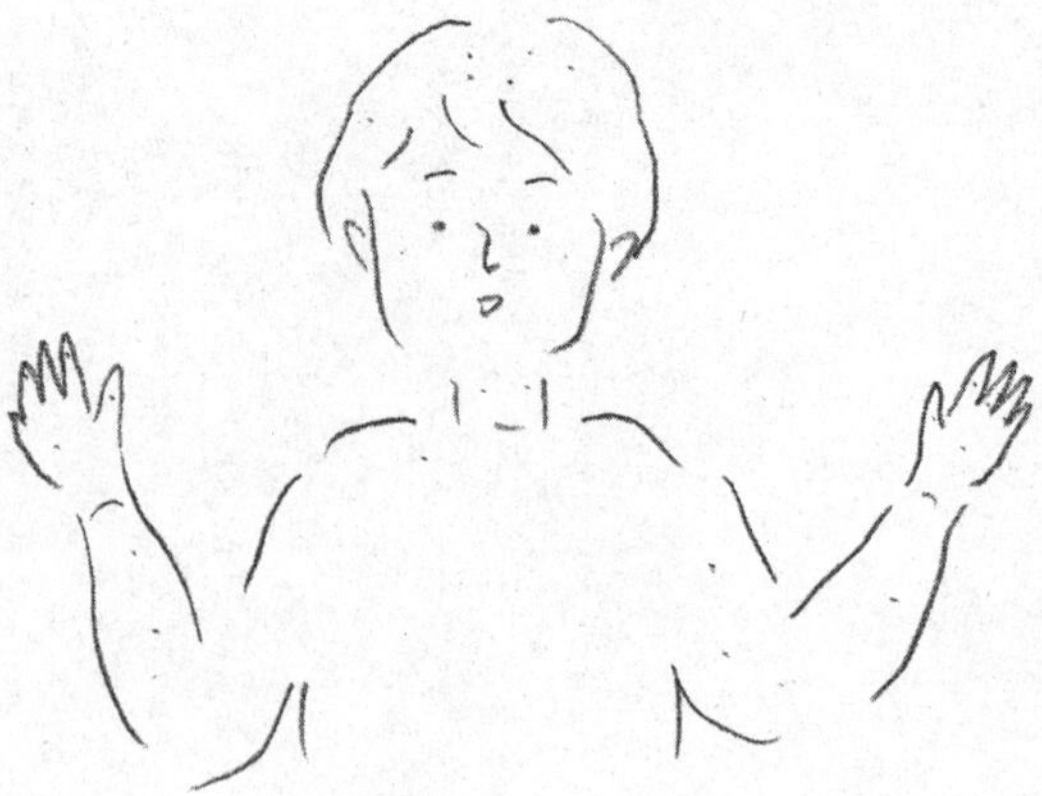

空気が乾いてきた十一月って、食欲が出てきたり、色んなことやりたいなと思ったり、集中しやすい季節です。それと同時に頭の骨がギューッと緊張してくる。代謝が落ちてきますから、体の中には蓄えて、維持するための運動がおきてます。感覚器が敏感になって、皮膚感覚も頭も変わってくる。

今の時期に、穴追いっていって、これは元々人間は穴だらけだっていうところからきてます。まず毛穴、汗腺、要は管ですね。あとは神経にも穴があいていて、頭の上にいくつかそういう穴があるんですけど、その穴を手でじーっと温めていくと、頭蓋骨に隙間ができて緩んできて、他のところにつながって道をつくっていく。穴を追いかけていくのが穴追いです。そういう働きは十二月半ばまで体の中で起きてるんですけど、頭からつながって、手の指のどこかから抜けていく。そこになにか空洞ができていきますから、それをみつけていく。なんでそんなことを今の時期にするか、わからないんですね（笑）でも、例えば収穫っていうのがあるように、人間の体に穴が現れるのがこの時期だけなんですね。だから今日穴追いをすると冬の準備にもなるんですけど、春の体の準備になるんです。春は体が緩んで開いていくんですけど、頭を緩めておくと、骨盤、肩甲骨、頭の開閉運動の連動がうまくいく。春に花粉症になる人は風邪をひかない人が多くて、風邪の代わりに花粉症になってることが多いです。こういう人は頭の骨が緩みづらいんですね。なので今の時期から半年先のこととしてこれをやる。あとは、大脳の疲れをとるためにやってみたり、あとは、精神疾患がある方、頭が過敏傾向な方は緩めておけば頭の血行がよくなる。冬場に落ち込む人いっぱいいますから、これをやってもらうとよく眠れるようになります。

じゃあですね、今日は、まず手からやっていきます。手の中でもとくに、指の中でしっくりくるところを探していきます。

★穴追い操法 1

①手と手を合わせて目を閉じる。手が触れられてる感じがするところをポカーンと感じる。

②目を閉じたまま少しずつ手を離していく。なんとなく、もうすこし触れていたいなーっていうのが手の中に残っている。ポカーンとする。

③そのまま目を開けて、手を見てみる。左手右手で間を押してみる。どんな感じがしますか？

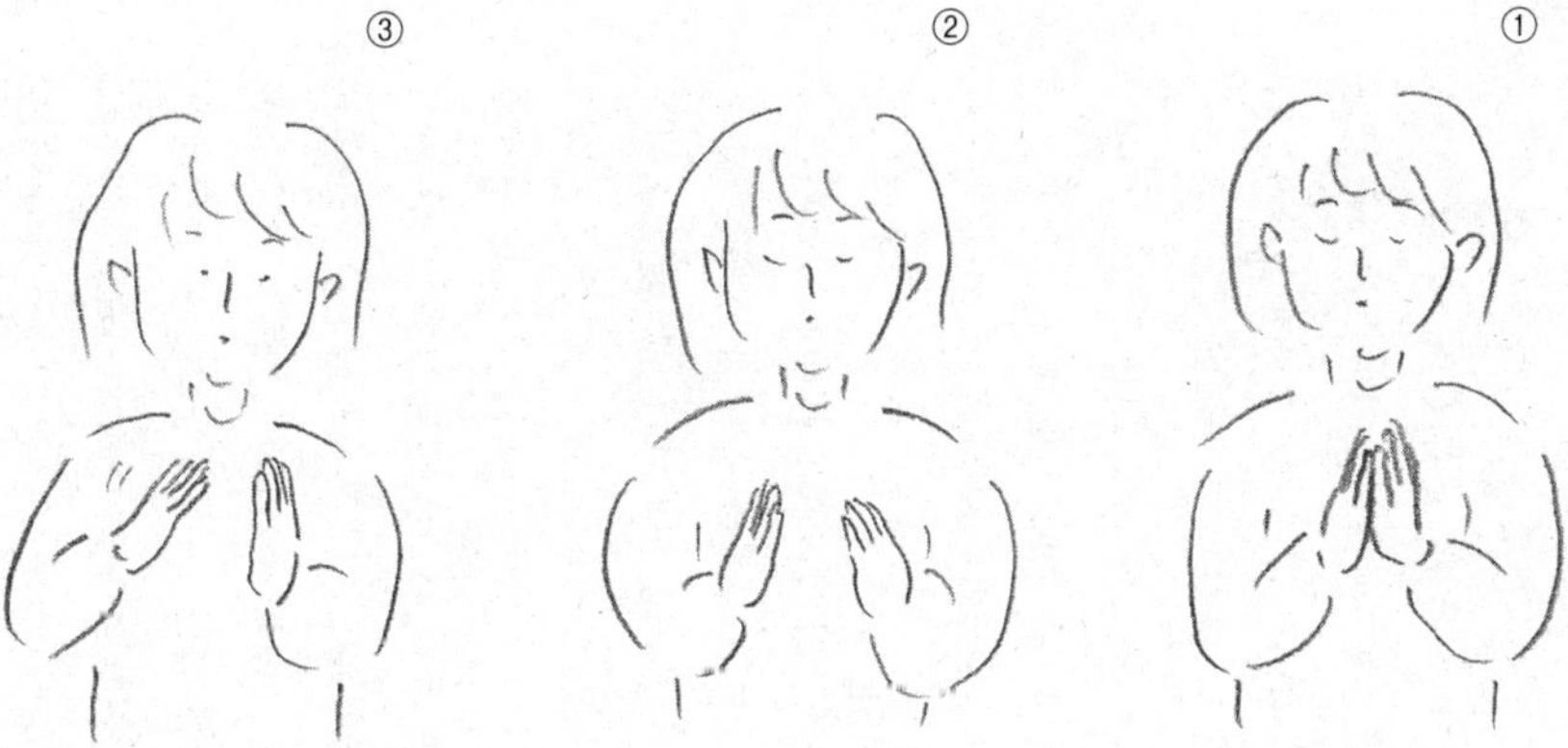

S「ちょっとあったかい感じ。」
Y「吸い付くような感じ。」
T「ジンジンしてるところが変わる。」
E「弾力がある。」

手のひらの感じを手は覚えた状態になりました。そしたらみんなこの寒い時期で疲れたり、色々あると思うので、それを聞いて、そこに触れていくことからしますね。どうですか？

S「地方から東京に戻ったら音の環境が違って、頭の真ん中が疲れてます。」
Y「思考が止まらなくて疲れてて、脳みそが気になります。」
T「前頭葉らへんがボンヤリしてます。」
E「いま膝が痛くて、膝に聞いてみたら、頭の方な気がするんです。」

みんな言葉に出しましたから、もう体は聞いてます。じゃあこの手で、まずは入り口から聞いていきます。入り口はどこか、目です。ここからもう穴追いが始まります。

★穴追い操法２

①手をカップにして目のところに置く。息を吸って吸って、目から吐くつもりになる。ふー……息を吸って、手から吐くつもりを続ける。ふー……目はどんな感じがしますか？

②右手と左手どちらを置いておきたいか？　手に聞いて、一方だけ残す。もう一方の手をどこに置いたらいいですか？　と、目に当ててる手に聞く。動かしたくなったら手を動かす。両手がどう動いても構わない。

③その状態で、息を吸って手から吐く。ポカンとする。目を開けてゆっくり片手ずつ外す。どんな感じがしますか？

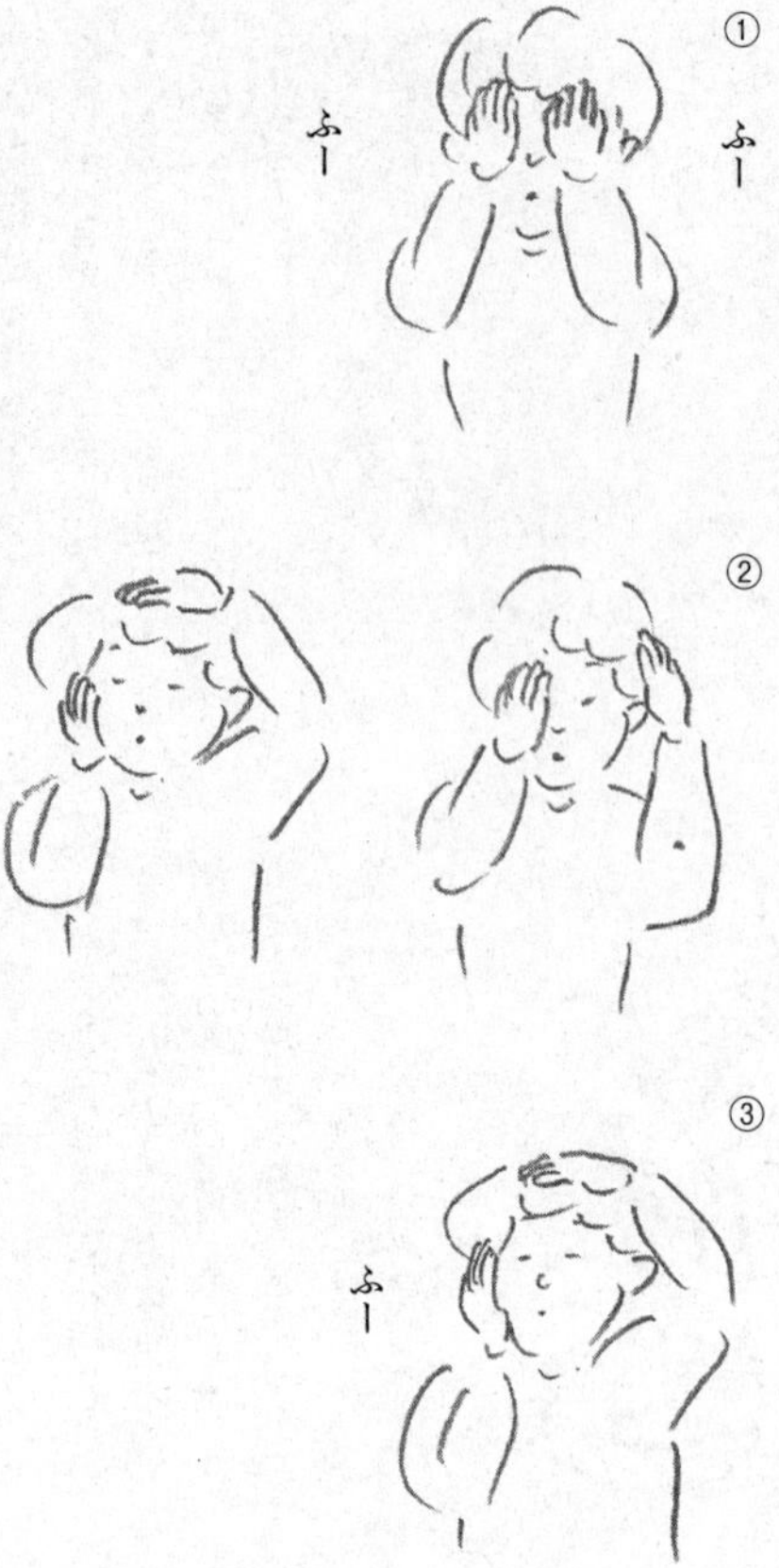

S「ちょっと眠くなってきました。」
Y「お風呂に入ったみたい。」
T「あったかいです。」
E「耳が痒いです。」

目の入り口は脳にダイレクトにいきますから、穴をみつける最初の入り口をつくりました。ちょっと手が変わってきてますから、ここから穴を追いかけていきます。みなさんそれぞれ眠くなったりかゆくなったり、色々ありましたから、前回、相手に触れると自分の疲れがとれる、というのをおこなったんですけど、穴追いも、おこなう側が重要になります。ですから二人組んで、受ける側はポカンとして、おこなう側は自分が気になるところを相手の頭からみつけて、手を置いてあげましょう。まずは自分が気になってるところ、Eさんなら耳がかゆい。

★穴追い操法３（E→T）

①受け手は目を閉じてポカンとする。おこない手は、気になるところに手を触れる。おこない手が楽になるところをみつけていく。今触れている左手と右手、気になる方を残す。そのまま息を吸って、ふー

E　でもここがすごい気になる。

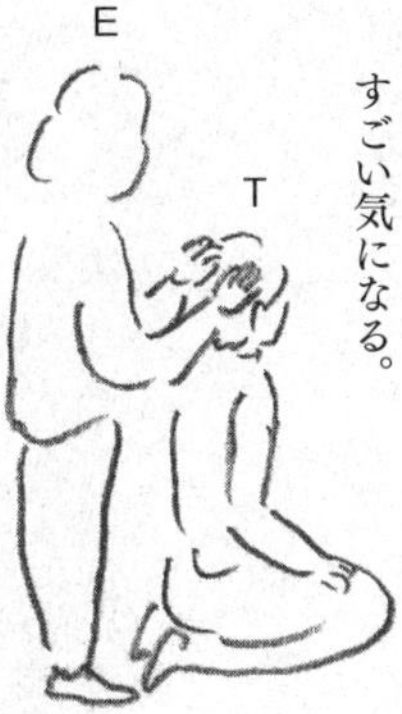

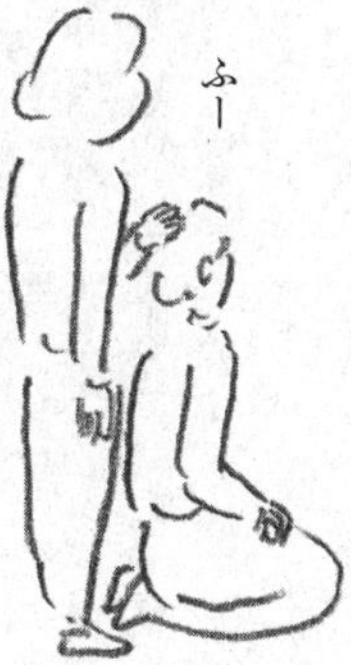

②受け手の右手と左手どちらか、受け手が気になる方が出口となる。（T　右です。）おこない手はその手の中でも、指で気になるところはどこですか？　と聞いて、もう片方の手で相手に確認する。

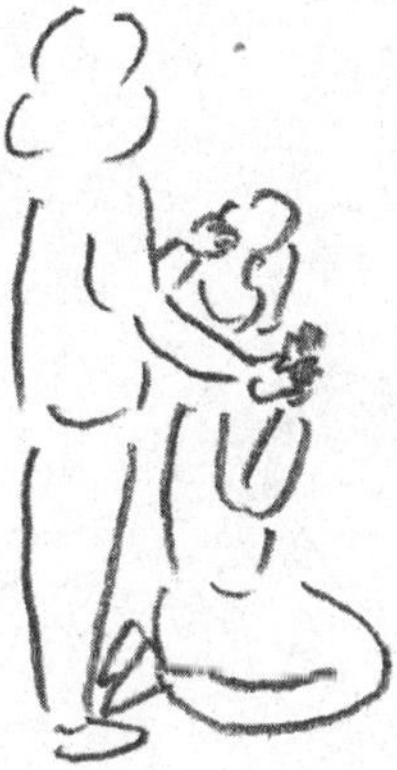

E　気になるところはどこですか？

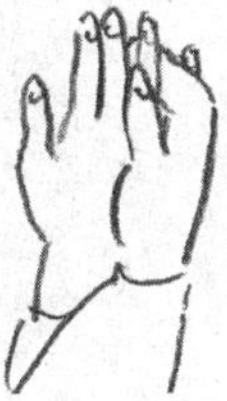

E　ここですか？ここですか？

③みつかったら、その指から頭の方へ道をみつけていく。座って、指を両手で持つ。わからなくなったら受け手に聞く。手に合わせて姿勢は楽にする。

E　ここですか？

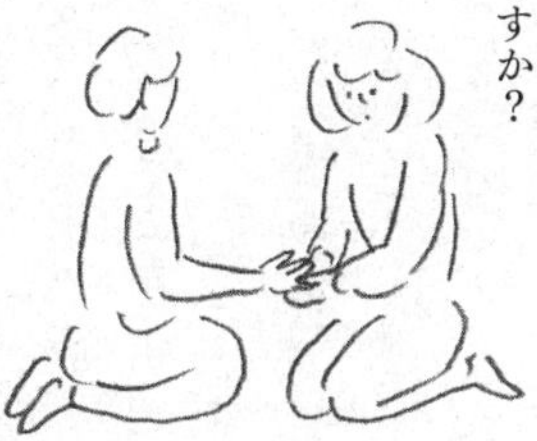

右と左が出てきたら、気になる方を残す。

E　だって穴あいてんだもん。こことか。

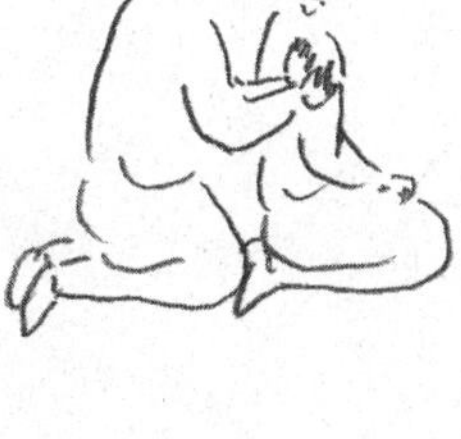

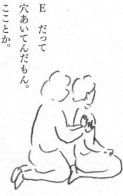

④ここはここ とつながってるか、手のひらで聞いてあげる。しっかりと感じられるところであれば、10から0まで数えて手を離す。

E　ここ？

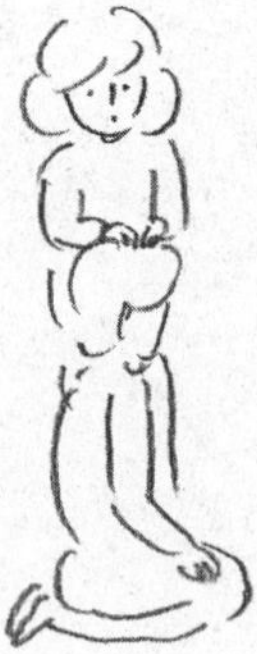

T　なんか急所な感じがする。

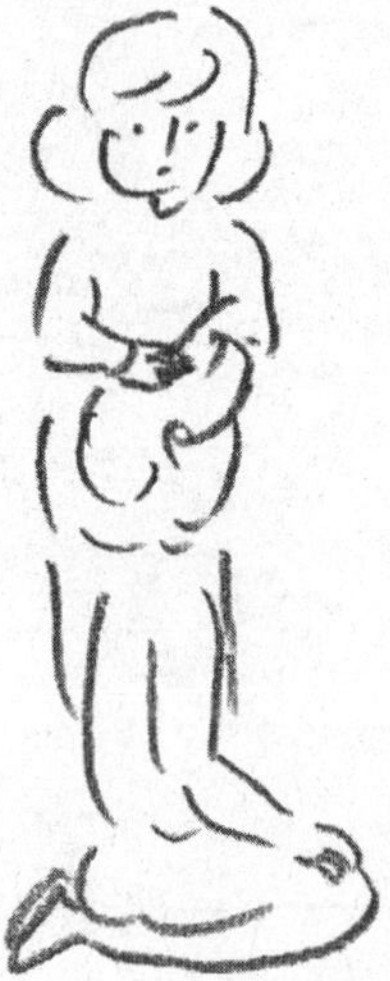

10、9、8、……、0

初めてでもみんなできるんです。なぜなら我々、猿の仲間だからです。猿はお互いに毛繕いをしてますが、気の交流なんですね。触れれば触れるほど触れる側が楽になって、相互作用でみんな元気になる。生き物はみんな知ってます。とくに我々は手をよく使っていた仲間です。頭は知らなくても手がどんどんみつけてくれる。触れてもらってさっきとちょっと違うはずです。いまは自分の頭の疲労がどの指と関係あるかわかるはずですから、自分の指を見て、目が止まったらもう片方の手でくるんでじーっと温めてください。そうすると、頭の方まで緩みます。これはいつでもどこでもできますから。

いま寒くなった人は体の中に冷えが溜まってる、熱くなった人はしっかりと運動して温いか、内側に熱がこもってる。気を通すとどちらかになって、三、四十分すると通常の働きに戻ります。眠くなる人はちょっと疲労があって、シャッキリした人は体力があります。これも気を通すとわかってくる。頭の中の働きがさっきとちょっと違うと思います。

ここから、もうちょっと穴追いを進めていきます。さきほどみなさん、お互いに自分の指をみつけてもらいました。この指を、じいっと温めてあげて、始めていきます。

★穴追い操法４

さっき触れられた頭のところに親指を二つ、じっと置く。行きたい方向がなんとなく出てきたら追いかける。不安になったら相手に聞いて、行けるところまでどんどん進む。終わりがあったら「離しますよ」と、声をかけて指を離す。お互いにおこなう。

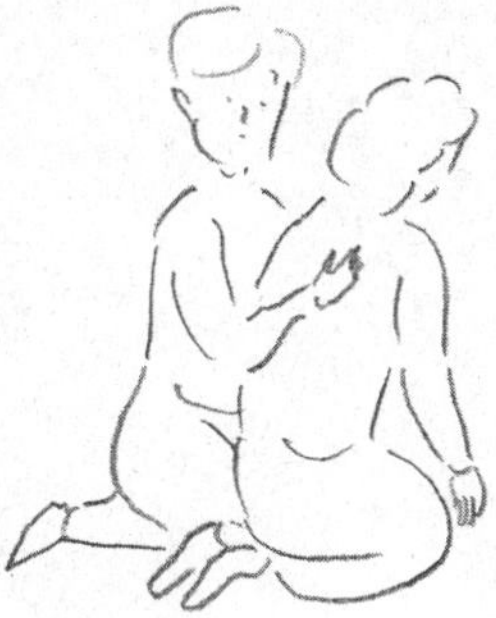

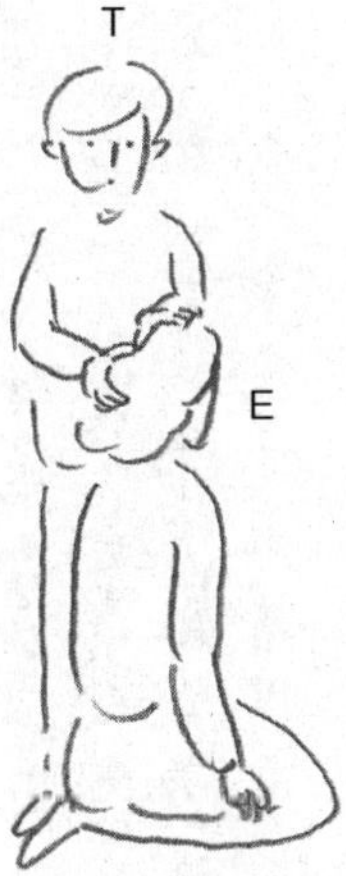

ごろんとなってもらってもいい

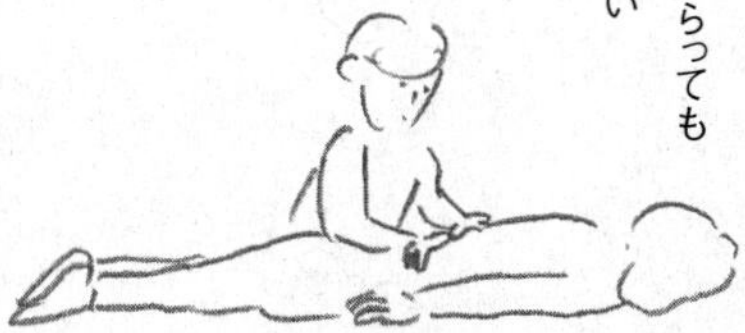

どこから抜けてもいい

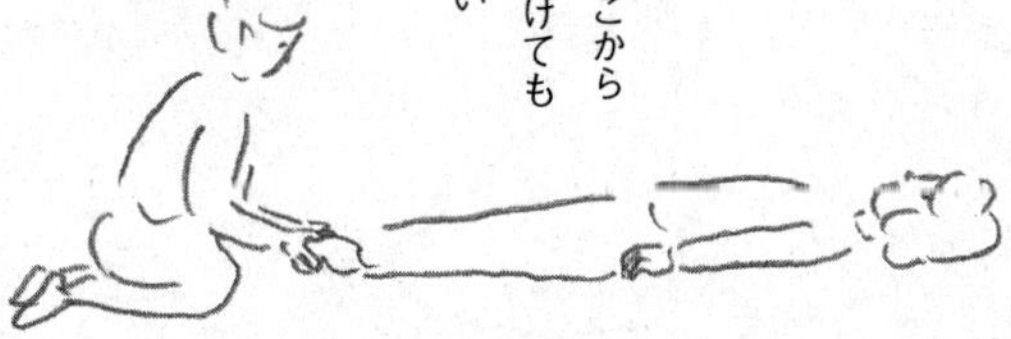

いいでしょ？　穴追い（笑）いま、頭の中がはっきりした方は睡眠が必要です。ボヤヤ〜ンとした人は、よく眠れてるんですけど、運動疲労がある。いろんな連想が頭の中から出てきたり逆に眠くなったり、手に触れられると頭はそうなる。それも自分の運動なのか相手の運動なのかどんどんわからなくなっていきます。これがとても大切で、本来生き物は一つも境界線がないです。食べる方、食べられる方も境界線がないのが生き物同士で、お互いの気の交流なんです。

なぜこれを今の時期にやるかというと、緩んだあとに引き締まりが起きるんですけど、より寒さに対応できる引き締まりが起きるように緩んでる。もしこれでこめかみが痛むんだったら元々ギューッとなってますから、もうちょっと緩めた方がいいということになります。

最後に、よりしっかり頭を緩める方法、これは整体の中の正式なやり方でおこないます。

★穴追い操法 5

受け手は座る。目と耳の線が交差したところ（頭部第二調律点。穴があいていて、頭の中の神経が内側から外に出ているところ。）にポンと指を置く。15から0まで数える。右と左、どちらか気になる側だけ残してそこから穴追いを始める。お互いにおこなう。

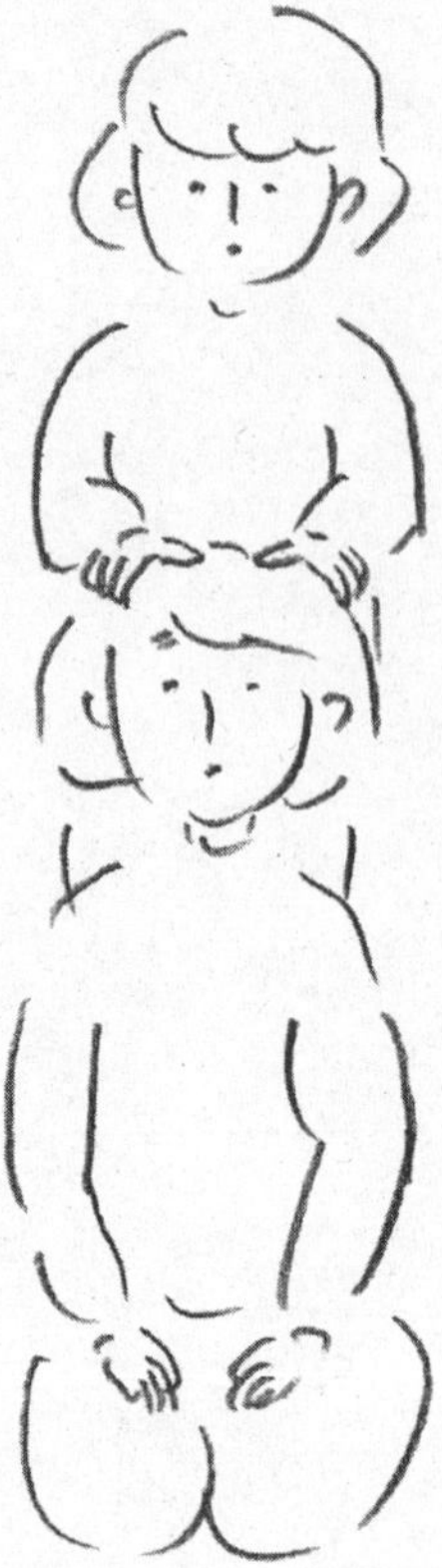

もうみなさん、穴追いをおこなえる手になりましたから、この手を持って帰ってまずは自分にやってあげてください。触れるからあったかくなるんです。体温があったかいからじゃなくて、触れる作用で手が熱くなるようにできてる。触れないと熱くならないですから。みんなたぶん恋愛経験があると思うんでね（笑）つまり触れる前に熱くなるものなんです。そういう相手といると、お互いが感じとってサーッと熱が出るようにできてる。つまり人間は誰かといれば元気であるんです。一人きりでいると、冷たーくなっていきますからね（笑）

だいぶ体も頭も緩んで、これが冬の準備ですから、少しずつ緩めていって、楽しい冬を迎えましょう。

12月20日

今日で十二回目。続けることは体にとても変化があります。飽きちゃうというお話をよく聞くんですけど、自分が考えてる世界は小さくて、そうじゃない考え方があることを知る機会があると、楽しいことが沢山あることがわかってきて、そしたら飽きたり退屈してる暇もないんです。退屈してる人の体には停滞が起きていて、動けなくなったと自分で思うと、あっというまに重くなります。赤ちゃんは自分で動けるようになると軽くなるんですね。重たい体をどうやって変えていくか、体でいうと下半身が重たいですから、動かしていきましょう。退屈でないことがわかると、退屈してる暇はないことに気がつきます。退屈してる人は受け身で、軽い人は自発的に動いている、この違いも大きくあります。自発的な人はこうあってほしい世界のためにいま働いてる。自発性を動かすには想像力がいります。想像力って自分のことは後回しにして相手のことを想像する、これによって鍛えられていくと思います。

もうすぐ来年ですから、終わったら次があることを、もうすでに体がわかっています。二、三カ月の方向性をもっていま生活してるんですね。体の中に先のことをわかってる場所があって、胸と、いまの時期だったら左側です。左側は常に集中して考える。右側はそれを解放する側です。右側は骨盤が開きやすくて左側は縮むんです。なので今日は左側半分をどんどん使っていきます。あとは来年こうありたい自分ていうものをもう過去形にしてしまいたいんですね。決めるっていうことです。今年の言葉はこれとかあるでしょ？ 決めればその通りになるんです。気で体を動かすようになってくると、不思議なことが不思議でなくなってきます。もう二〇二一年の自分がいますから。どういう人でありたいですか？

T「仕事していて動いていたい。」

Y「やりたいことをやりたい。」

S「個人の制作に集中したい。」

E「肩の力をぬいて、すいすい動けるようになりたい。」

体から出てくる言葉でやっていくと、どんどん具体的になっていく。こういう状態でいたいっていうところから、なにが？ どうして？ って、こういうふうに体をつくっていける。左側半分が次のことをやろうとしてますから、とくにそれを感じられるところ、腕を曲げて、ここが関係あるんです。左側の心臓の近くの胸椎三番という骨が緊張するとここが硬くなる。もっと言うとここがすごく硬い人がたくさんいて、何かあると、とにかく不安になる。不安があって硬くなるんじゃなくて、ここが硬くなって不安になる。これが未来のことを考えるのを少し阻害してる。腕っ節がいいっていう言い方があって、実力ってここのことなんです。ここと関係あるのが左手の中指になります。

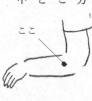

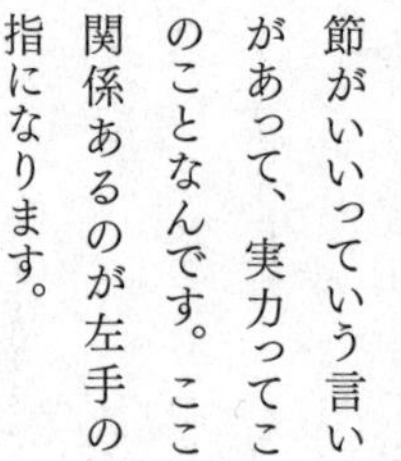

★二年後の自分をみる体操 1

①左手の中指を持って目を閉じる。息を吸って、頭の中をちょっと空っぽにする。吸う息だけ意識する。空っぽの頭の中に二〇二一年の自分が後ろを向いて立っている。息をもっと吸ってちょっととらえる。ゆっくり手を離して、目を開けて呼吸を戻す。二年後の自分がいま準備されてます。

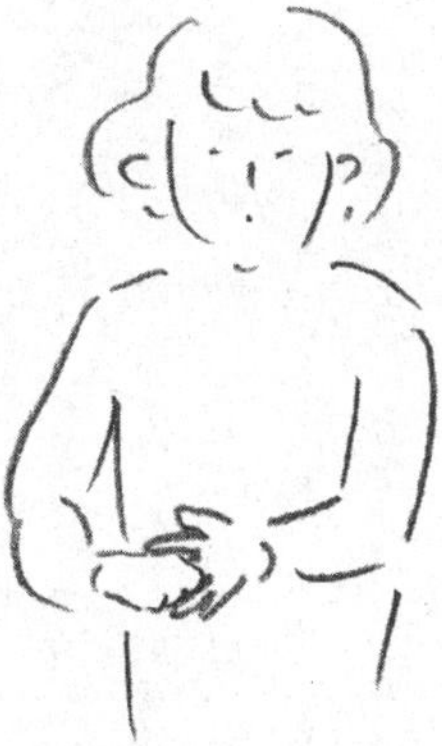

②左目を手でふさいで右目は開けておく。いま目の中に自分がいて何か動作している。ゆっくり手を離す。二年後の自分はどういう動作をしていましたか?

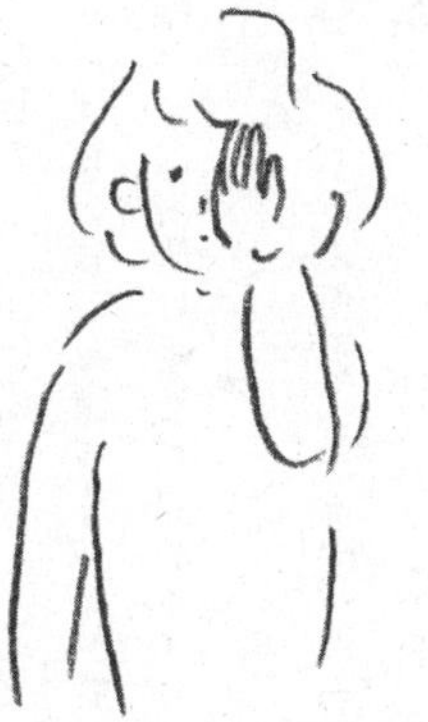

(〜Nさん来場〜)

T「新しい木の机と椅子に座って作業してた。軽くて緩やかな感じ。」

Y「両手広げて、大きな深呼吸をしてる。苦しさから離れた状態。」

S「白い空間の中に立って、真っ黒い穴に手を突っ込んで何かつくってる。」

E「すごく動き回っていてご飯あげたりとか、小さい子の世話をしてる。」

N「手がポーズをとっている。影で重たい感じ。手をきっかけに開いて解放させたい。」

自分の中にあるその動作は体の中の記憶で動いてますから、今の自分がどうあるかっていう状態を示してるんです。つまり頭の思考運動の観察をすることによって少し体を変えてます。では体の中にいる二年後の自分をいまからみつけていきます。

★二年後の自分をみる体操 2

①左手の中指で左の肋骨の下に触れる。中指はみぞおちに来るようにする。もう一方の手で支える。じーっと当ててると左目からみぞおちの方に自分の感覚が移ってくる。

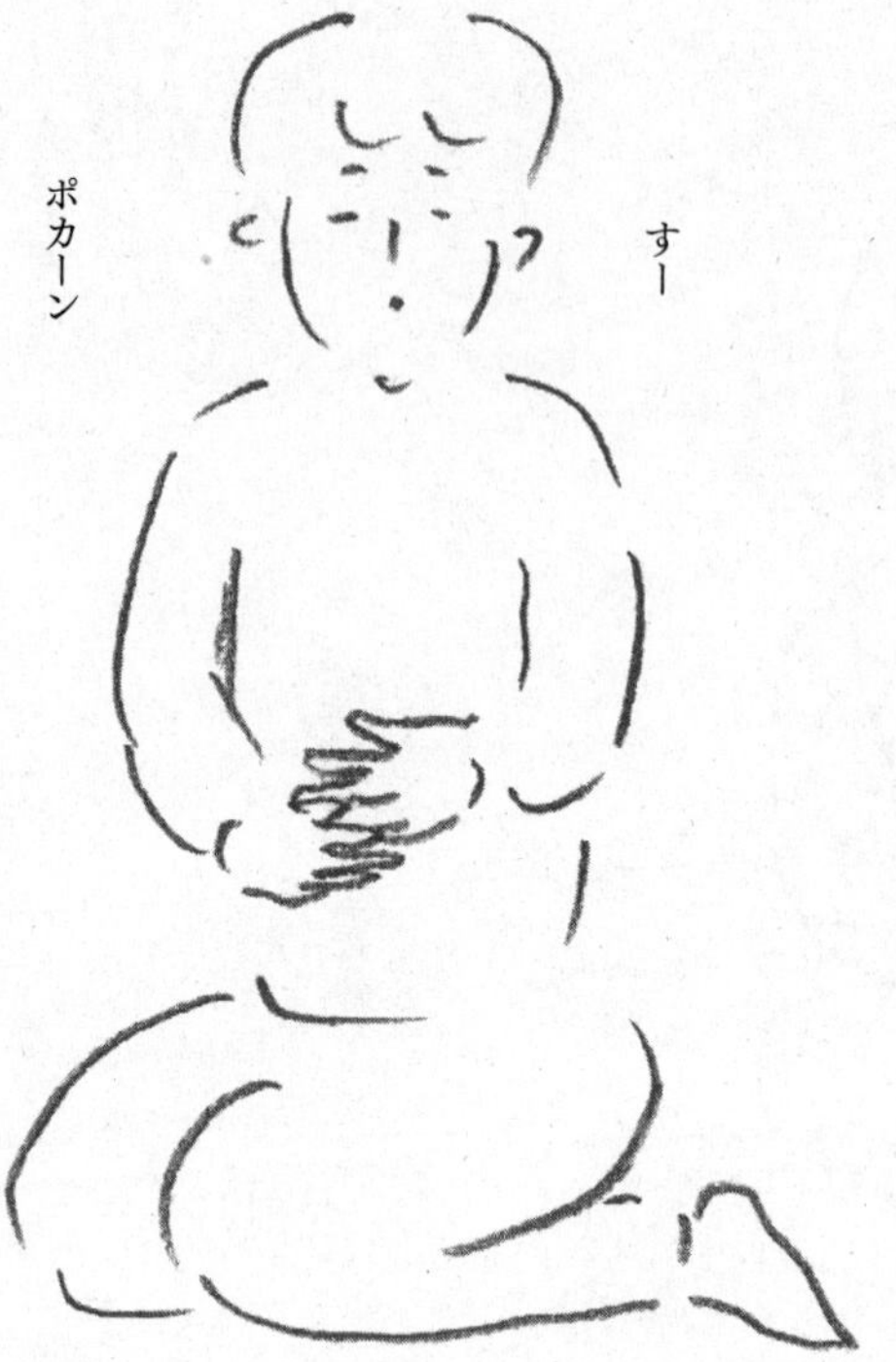

②目を閉じて、左の肋骨の下に聞く。二年後の自分はどうしていますか？　どうしたいですか？　どうしたくないですか？　息を吸いながらポカーンとする。目を片目ずつ開けて手を離す。見えてきましたか？

T「大きな窓のある気持ちいい白い家の中で淡々と仕事をしてる。」
Y「ニコニコしてる。」
S「黒い中で青い流れを上に登っているような感じ。」
E「食べさせるとかがしっくりきた。」
N「質感が柔らかくなった。」

人間の手は触れたところから情報を感じとるんですけど、いまみぞおちから自分の感受性が出てきました。この十二月、重たくて緊張感がとってもある時期ですから、ここを軽くしていきます。今度は下半身に聞いていく。とくに整体で大事なのはおへその下、ここに丹田があるらしいと言われてます。正確にいうと体の中の生殖器の付け根みたいなところにグーッと力が集まると、空間ができてくる。これは七十億人みんなつながって共通して感じているところです。丹田の中の自分が一番大事で、ここを軽くするとみんなで軽くなる。これがお腹の力です。息を吸ったり吐いたりして、ここから色々変えていきます。

★二年後の自分をみる体操 3

息を吐く。左手を下腹に置いて、右手は自分の好きなところに置く。目を閉じて、鼻で息を吸って吸って、左手から吐く。吐くことだけ意識する。ポカーンとしておく。

目をゆっくり開けて手を離す。いま自分の中のその人は何してますか？

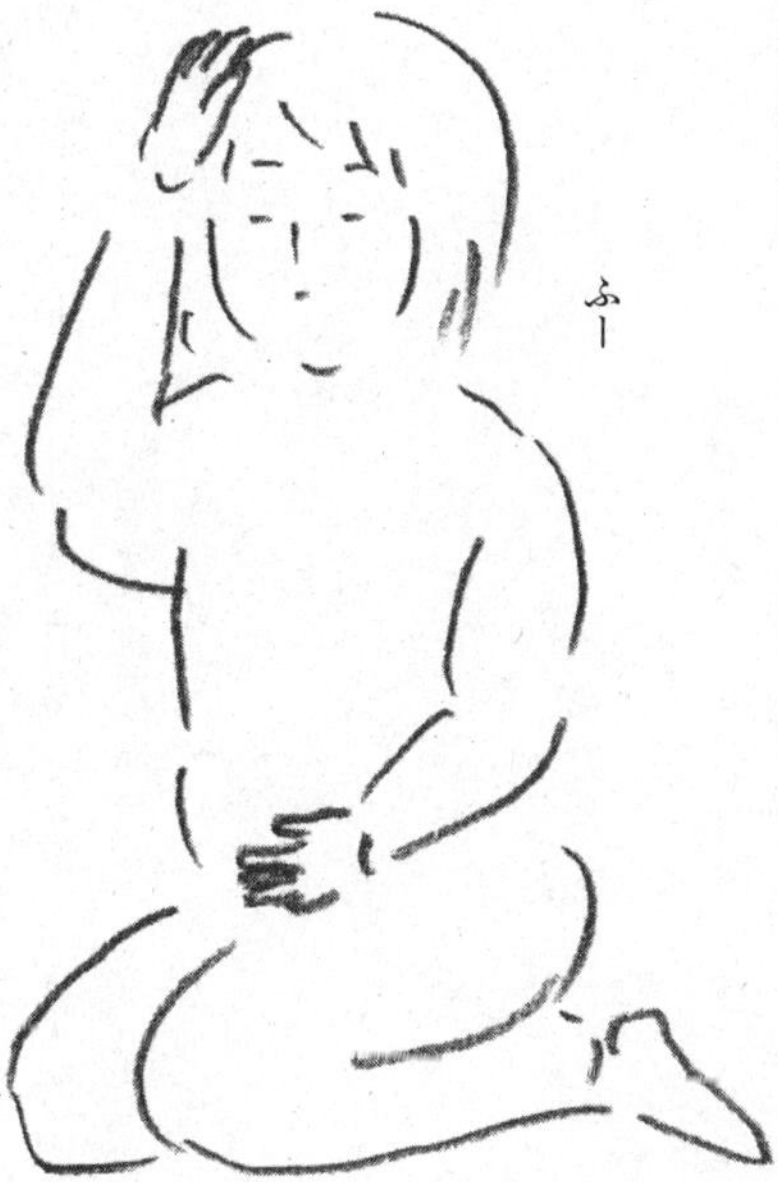

T 「膝掛けかけて、ボーっとしてる。」

Y 「スキップをしたあと踊ってニコニコしてる。」

S 「真っ白い世界にテーブルがあって作業していたらテーブルが浮いてった。」

E 「机に向かって今までのことを書き記す作業をしてた。」

N 「気持ちいい感じ。」

さっきと違いがありますね。一つには呼吸が関係あります。吸うと体を集中させて、吐くと緩むんですね。だから吐いた結果出たことがそうありたいことです。吐いたときに集中する人、くつろぐ人、色々あるんだけど、これが下半身の言葉で、とにかく動詞だけです。

手は感受性を言ってくれます。頭は動詞がなくて、色々考えるだけで全く実現しません。だいぶ下半身までつながってきましたから、最後は足の裏です。人間は二足歩行なんですけど、これが体のつくりと頭の働きの分断を起こしています。

★まとめる体操

①立って腰幅に足を開き、爪先立ちをして前に重心をかける。あごを引いて鼻で息を吸う。もっと息を吸ってゆっくり口から吐く。吐ききったら、かかとをつけて着地する。

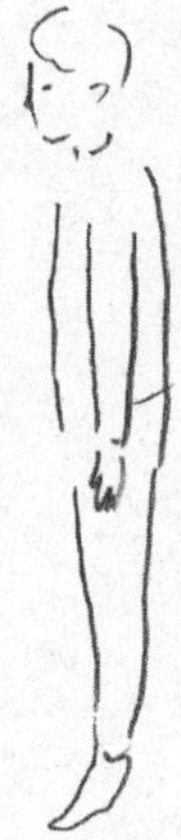

ふー

どんどん腰に力が集まる

②今度はかかとを意識する。もうちょっと足を開いて少し内股にする。後ろに重心を集めてあごを引く。息を吐いて、吐ききったら息を吸いながら戻る。

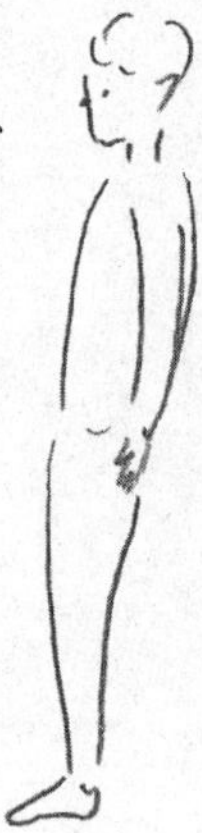

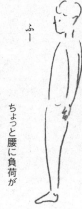

ふー

ちょっと腰に負荷がかかるぐらいがいい

きついよね（笑）整体では親指の付け根に力が集まる状態が一番頭が働くといわれてるんですね。日本人これとっても苦手です。ところがかかとはみんな丈夫。お相撲さんは何かあったときにトーンと前に押せるように後ろに重心があるんです。逆に西洋のボクシングはすぐに手が出せるように、前に重心があるよう体をつくってます。いま自分がどっちが心地よかったか。かかとが心地いい人は骨盤が開きやすい。爪先立ちの方が刺激になった人は集中が起きやすい体です。前後運動っていうのは自分の方向性を決めてますから、意識してみるといいと思います。爪先立ちは四十秒以上、かかとは一分くらいおこなっていただくと、丹田の位置が真ん中にきて、だいぶまとまってきます。

頭を使いました。次に目を使いました。次に左の肋骨の下を使いました。そして下腹を使いました。かかとまで使いましたね。じゃあ自分の体で気になるところを教えてください。

T「気づくとギューッと力が入っていて、きつい。」

Y「これを頑張りたいんですって相手に言ってたことがスルーされていたことに今日気がついて、お腹がドーンと重くなった。」

S「体が動いてないと眠くなってしまう。」

E「肩。」

N「虫歯がひどくて、痛みもあって、どんどん穴があいてるのが気になる。」

最後ですから、自分以外の人に自分の気になるところを教えてもらいましょう。自分のことは他の人が知っています。七十億人が知ってるっていうことですから、これをやっていきます。

★人に聞く体操

①輪になって正座して、前の人の左の背中どこでもいいので左手を置いて目を閉じる。それぞれの気になるところはどうしてこうなんですか？　と、中指から相手に聞いてあげる。息を吸って吸って吸って、手から吐く。

②左手はそのまま右手を自分の下腹に当てる。下腹で息を吸って吸って吸って、左手から吐く。

③ゆっくりと左手から離して、目は片目ずつ開けて元に戻る。どうでしたか？

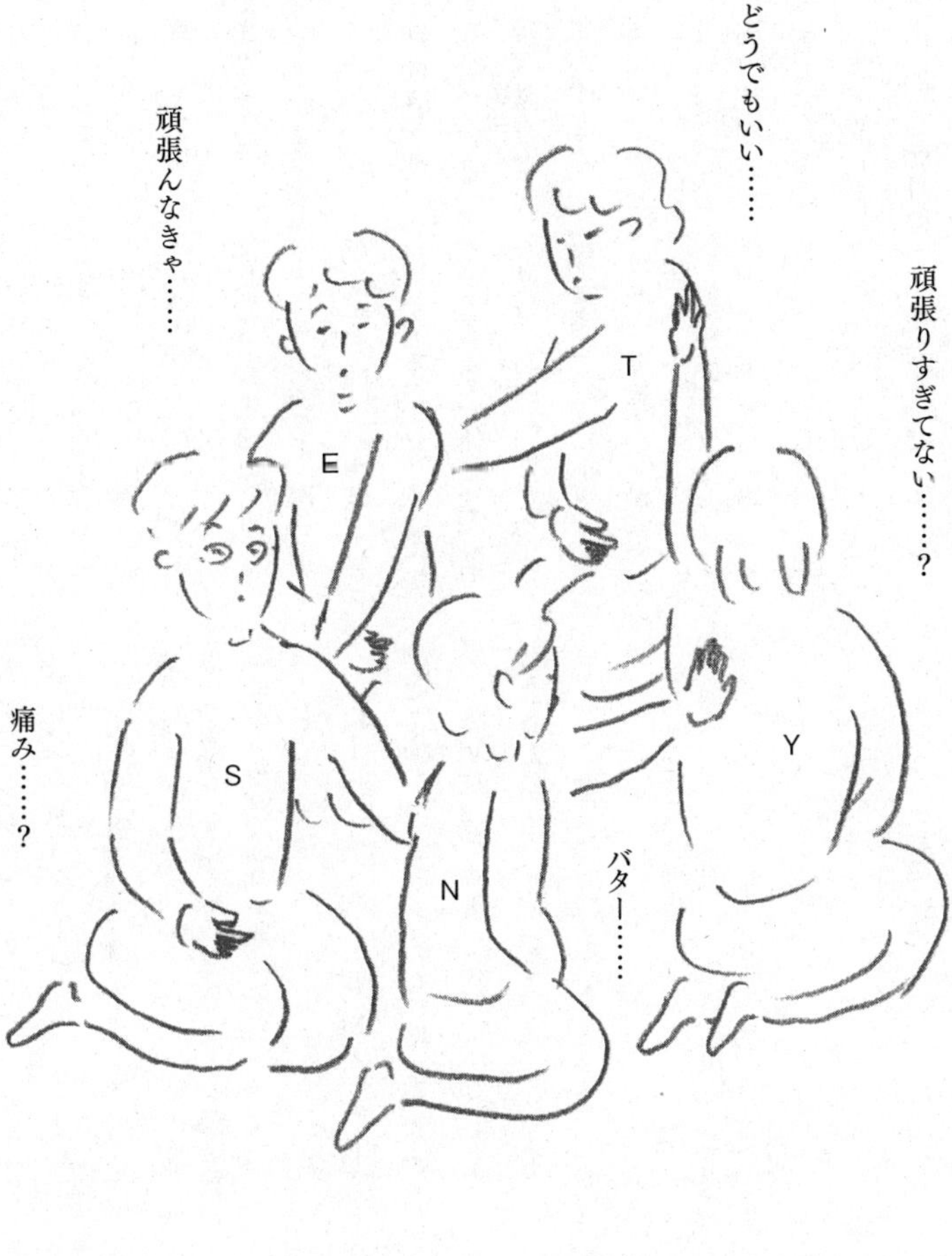

頑張りすぎてない……？
どうでもいい……
頑張んなきゃ……
T
E
Y
バター……
S
N
痛み……？

E「緊張とか、頑張んなきゃみたいなのがあったって触れながら感じた。」

Eさんが Sさんに触れたら、頑張んなきゃって気張ってんじゃない？ってSさんの体から教えてもらった。SさんがNさんに触れたらどう感じましたか？

S「痛みって言ってたんですけど、特に感じられなかった。」

じゃあ痛くないんです。痛みっていうのは実は体の言語なんですね。痛いと思ったけど触れたら痛くないよって言われたんですね。NさんはYさんに触れてどう感じましたか？

N「バターが溶けるイメージが、それで満たされるというか。」

さっきは自分の中にポカンと穴が空いてて進んでくような不安感だったけど、Yさんからはバター塗っときゃいいんじゃないの？って出てきた。よかったらパンにバター塗って食べてみてください。YさんはTさんに触れてどうですか？

Y「Tさんちょっと頑張りすぎてない？って思った。無理しないでもっと力を抜いたらどうでもいいんじゃないかなって。」

つまりそれはあなたにとって大事なところですよね。頑張りすぎてるからお腹が痛かったりした結果があったわけだから、あと無理っていう言葉が出たんだから、最初から無理だとわかってたことを伝えてたんですね。やっぱりこれはみんな体でわかるんです。Tさんどうですか？

T「Eさんに触れてることよりもYさんの手が熱いなあと思ってたら地震で部屋が揺れだして、みんな円陣になってるし、だんだんよくわからなくなって、どうでもよくなってきた。」

（笑）どうでもよくなったがYさんに伝わってるでしょ？ さっきは机と言ったので、机の想像がこっちにもこっちにも行きました。集中するとみんな感じ取れる状態になりますから、考えなくても大体お互いのことわかってる。こうやって他の人と話をしてみてください。自分に悩みがあったらとにかく話しかけてみる。できれば全然知らない人がいいです。そうすると教えてくれます、色んなこと。そっちが正解のことが多いです。自分で自分のことを考える方が間違ってることが多い。人間はそういう生き物です。環境でどんどん元気になっていきます。

みなさん二年後の自分ていうのはなんとなくまとまりましたでしょうか？ こんな体操をつくるで終わりましたけど、私にとっては高尾から水道橋まで通うのを一年間やってみたことが体力づくりになりました。本当にどうもありがとうございました。

S　さっき話していた、丹田でつながってるっていうのを、体でこう、感じられるにはどうしたらいいのかっていうのを聞いてみたいんですけど。

川﨑　そうですね、さっきやってみたように、物事を捉える見方っていうのは相対性っていって、お互いがあるっていうところで確認する以外にないんです。たとえば宗教だったらこれを信じるっていう一つの方向性を持ってます。だけどアジア、とくに中国で生まれたのは相対的なもの、自分がこうあったときは相手はこう、相手がこうなったときは自分はこう、そして両方とも関係ないよねっていう、これが中国で生まれた考え方。個人がないんです、アジア人は。だけどつながってる感覚をとても重要視します。それが下半身で、お腹でわかってるねっていう言い方をします。お腹の中でみんな同じようにわかってるね、それが物事を決めるっていうやり方に出てくる。例えば自分が悲しいと思ったときに、自分が悲しいと思ってれば、ほんとに孤立します。ところが、悲しい！　誰が？　さあ～（笑）こういうふうに自分がをなくすと、七十億人同じなんです。こういう体感を持つっていう考え方ですね。だからといって一人を大事にしないということではないです。例えば蜂なんかも集まってくると巣をつくるでしょ？　一匹一匹ではつくれない、みんなが集まるから蜂のおうちができます。わからなくてもつくっちゃう。人間もそうだし、悲しいっていうのもそうなんです。感受性っていうのも体の中でつくられる運動っていうふうに整体ではみていて、怒るのも運動、悲しむのも運動。ですから自分が悲しいっていうのは整体の見方だとないんです。みんな悲しい。だけど自分が自分という規定を決めてしまうと、分離してしまいます。これはあの、みんなお腹で悲しいっていうのを実感できる。これがお互いに確認できると、一気に悲しみは消えてしまいます、不思議なんですけど。ここが難しいよね。自分の悲しみと他の人の悲しみの区別がつかないと、ちょっとその辺りは学べません。

都市部の方で多いのは、自分をとても細かくみる。自分にばかり気が集まりやすい人が多くて、他の人には関心が薄い。これは身を守るためにそうなんだと思うけど、さきほど、どなたかがお話されてたみたいに、ちょっと最近気になるところが変わってきた、それは大人になると自分以外の人のことを考える時間が長くなってくるからです。小さいときとか若いときは自分ていう意識が強いんですけど、どんどんどん社会を知ると、自分以外に関心を持つ時間が長くなる。つまり自分のことよりも他のことに興味があって、自分に集まってた気が他に分散していくんですね。そうするとあんまり自分が気にならなくなってくるんです。これが年をとったっていうことなんだけど、それで平気になるってことですね。そこの中の問題だと思ってもらうといいかな。

S　自分の外に対象化することよりも、このつながってるっていう関係のところだけをもうちょっと感じることができないかなあと。

川﨑　それは他の言葉でいうと、寂しさが大事です。自分の中に寂しいっていうものをしっかりと持てるということ、これが大事なことです。自分が寂

しいをしっかり感じられれば、他の人へもそういうアプローチができて、他の人の寂しさにも気がつく。寂しいっていうのは、「虚」っていう言い方をします。空虚感とか自分に何かない感じ。この感覚がいろんなことを集めたり、いろんなことをやろうっていうモチベーションになる。これが特にアジア人の体には起きやすい、それが大事です。だから自分の中に何かないな、そういうものがあると働きかけが起きてきます。自分から働きかけをしないと返ってきませんから、まずやってみる。もしくは虚の状態でいると、そういうことが起きてきます。寂しさを感じて欲しいですね、できれば（笑）人間に生まれたので。

S　虚っていうのは、不足感みたいなものとは違うんですか?

川﨑　不足感とは違います。不足感という言葉は、足りてないわけだから、足りるぐらいのことです。だけど虚っていうのはもっと大きいものですね。不足っていうのは、まずは不満があるということです。つまり欲求がある人には不足とか不満がある。だけど虚っていうのは、そういうの関係なく大きいです。欲求があろうがなかろうが、何か寂しさを感じる。だから自分以外の人のことを考えられる体に起きてくると思って、寂しいなあと思ったら、どんどんどん自分のことじゃなくて他の人のことを色々やるんですね、そうすると変わってくるんです。

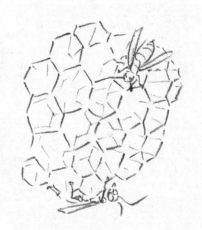

感想文

ツツミエミコ
（版画家・オトエガクアートディレクター・美術講師）

キノコ先生と虫メガネとポカーン

都会のど真ん中でなんとも長閑な強制力のない時間を提供してくれた
路地と人の「体操をつくる」に参加したのは去年のこと。
本になるのでなにか後書きのようなものを　と言われたのはステイホームの真っ最中。
世界が今はじっとして！　と言っていた時に
ｓｔａｙではない去年の私の動きについて思いを巡らしてみた。
そういえば私は忙しくて右手が痺れていたんだ。

体操をつくるは整体のようでありながら対話をつくり出している
川崎さんと鶴崎さんという二人のワークショップだ。　というのが私の勝手な理解。
体や心の悩み相談か？　と始め思ったが
整体の操術から各々を見つめ体操という表現に変えるプロセスが実に興味深く
「つくる」ということを改めて自分の中に通過させることができた。
出てくる体操は個人個人で違う。
体操をつくる手助けをしてくれる川崎さんはその口調や笑い方、
体温のようなものが森の中を連想させた。
光は入ってくるけどちょっと湿気のある場所という印象で
私は心の中で川崎さんをキノコ先生と呼んでいた。
キノコ先生はあらゆる人の質問をシューと吸い取るように聞いて
フーと胞子のようにして返してくれる。
答えが時には質問という形でふわっと返ってくる。
私の右手の痺れという動きの理由やほぐす体操も無理なく導き出してくれた。
このワークショップの面白いところは
虫メガネを持った観察者のような鶴崎さんが
自分の困っていることを詳しく質問をするところにもある。

自己観察の詳しさがなんともユニーク。
答えは自分の体が知ってるよ。と、さらっとキノコ先生。
虫メガネで必死で見ても見えなかったものが
見るものではなく気付くモノだとわかり肩に入った力はほぐれてくる。
虫メガネ隊長の鶴崎さんが一番困ってる人のように見えるので
みんな安心して素直に思いを言い出す。
実は新時代のファシリテータってこんな人なんじゃないか？
混乱しているように見える水先案内人が人をほぐす。
ところがあとから毎月送られてきたZINEというか冊子というか
結構コアな情報誌「ひと月」を見て、
さすが虫メガネ隊長実に緻密に毎回説明イラスト付きで
記録してくれていると納得。この絵がなんともゆるくて良い。

キノコ先生によれば整体ではポカーンと自分をカラっぽにすることが大事らしい。
でもこのポカーンは安心がないとなかなか生み出されない。
記録という事実の置き場所があることで
いちいち忘れないようにする思考の動きが省かれる。
記録されているので安心して忘れられる。忘れると解放される。
ポカーンとできる。
そしてこれがまとまって本になるという話で、
そうか私もこの話の当事者だったんだと思い出した。
本の登場人物になっている私を読み返してみると
今の私がもうこの時からつくられ始めていたことに気づく。
そして読んだらきっと忘れる。
ポカーンとすることにする。

JN117623

指　導　　川﨑智子
1970年宮崎県生まれ。不調をきっかけに出会った野口整体により体の全感覚が一致した自覚が生まれ、自由になる。気を独学。2005年より整体活動開始。整体指導者として「と整体」を主宰。著書に、『整体対話読本ある』（土曜社、2019）、『整体覚書　道順』（土曜社、2021）、『整体対話読本　お金の話』（土曜社、2022）、『整体覚書　道程』（土曜社、2022）。

体操をつくる

指　　導　川﨑智子（と整体）
記録・編集　鶴崎いづみ（観察と編集）
感　想　文　ツツミエミコ

2020年12月1日　100部限定発行
2021年6月25日　初版第1刷発行
2023年8月31日　初版第3刷発行

発行　観察と編集
　　　kansatsutohensyu.blogspot.com
発売　土曜社
　　　東京都江東区東雲 1-1-16-911
　　　doyosha.jimdo.com

用紙　王子製紙・日本製紙
印刷　日本ハイコム
製本　加藤製本

ISBN978-4-86763-017-4　C0047
落丁・乱丁本は交換いたします